Pharmakologie der Psychopharmaka

Pharmakologie der Psychopharmaka

F. Th. v. Brücke und O. Hornykiewicz

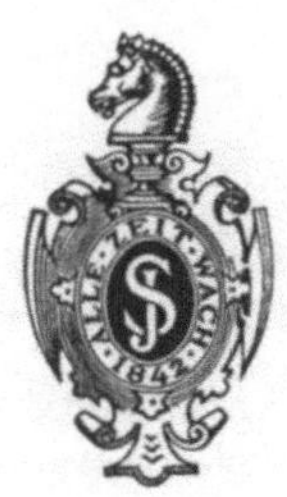

Springer-Verlag · Berlin · Heidelberg · New York · 1966

Franz von Brücke

o. ö. Univ.-Prof. Dr. med., Vorstand des Pharmakologischen Institutes
der Universität Wien. Mitglied der österr. Akademie der Wissenschaften

Oleh Hornykiewicz

Univ.-Dozent Dr. med., Pharmakologisches Institut der Universität Wien

ISBN 978-3-642-49530-4   ISBN 978-3-642-49821-3 (eBook)
DOI 10.1007/978-3-642-49821-3

© by Springer-Verlag, Berlin · Heidelberg 1966
Softcover reprint of the hardcover 1st edition 1966
Library of Congress Catalog Card Number 66-22707

Titel-Nr. 1374

Inhaltsverzeichnis

Inhaltsverzeichnis VII

Einleitung

Der Ausdruck „Psychopharmakon" ist nach ROTH zum ersten Mal in einer 1548 erschienenen Sammlung von Trost- und Sterbegebeten verwendet worden, die REINHARDUS LORICHIUS (HADAMARIUS) gesammelt und herausgegeben hatte. Dies ist, nebenbei gesagt, die einzige logische und legitime Anwendung des Wortes, weil es sich eben um eine heilende Wirkung auf die *Psyche* handelt. Will man jedoch mit dem Wort „Pharmakon" unbedingt ein materielles Substrat verbunden wissen, dann wären etwa Placebos als Psychopharmaka zu bezeichnen, weil sie eben nicht in erkennbarer Weise direkt auf körperliche Funktionen wirken, sondern nur über den Umweg der Psyche.

Erst mit der Einführung des Chlorpromazins (1952) änderte sich der Gebrauch des Wortes und schon 1954 wurde ein Symposium über „Psychopharmakologie" abgehalten. Insbesondere die bahnbrechende Entdeckung DELAYs und seiner Schule, daß man mit den neuartigen Beruhigungsmitteln der Phenothiazinreihe, bisher noch nie beobachtete Besserungen des Zustandes bei schizophrenen Geisteskranken erzielen kann, und die spätere Einführung spezifischer Heilmittel gegen endogene Depressionen, haben geradezu eine Revolution auf dem Gebiete der Psychiatrie veranlaßt, die einerseits eine fast unübersehbare Menge neuer Heilmittel herbeigeführt hat, andererseits zur Aufstellung von rein psychischen Zielsymptomen, wie etwa Depressionen, Aggressivität etc. für solche Stoffe geführt hat. Parallel mit dieser Entwicklung wuchs überall das Interesse an den Ergebnissen der experimentellen Verhaltensforschung (Ethologie) und auch sie verwendete vielfach die neu entwickelten „Psychopharmaka".

Dies führte dazu, daß oft ziemlich lange Zeit vor der Aufklärung eigentlich pharmakologischer Sachverhalte eine wenig zusammenhängende Summe von Erfahrungen über psychische und physische Verhaltensweisen von Tieren und Menschen gewonnen wurde, so daß man den Eindruck erhalten konnte, die hier gewonnenen Tatsachen hätten eine ähnliche pharmakologische Wertigkeit, wie etwa meßbare Veränderungen an isolierten Organen oder an Organsystemen. Dies drückt sich auch in dem Versuch aus, eine rein psychologische Nomenklatur und Einteilung dieser „Psychopharmaka" zu entwickeln und den Fortschritt bei ihrer Entwicklung durch eine verschärfte Definition gerade ihrer Wirkung auf psychische oder physische *Verhaltens-*

weisen anzustreben. Daneben lief wohl immer auch die Hoffnung, aus den gewonnenen Daten einen neuen Einblick in das rätselhafte Wesen der Geisteskrankheiten zu gewinnen, die freilich bisher enttäuscht wurde.

Dieser Entwicklung ist die eigentliche Pharmakologie nur allmählich nachgefolgt. Es muß aber mit aller Entschiedenheit festgestellt werden, daß die „Psychopharmaka" in Wirklichkeit Stoffe mit Wirkungen auf das Gehirn, aber auch auf periphere körperliche Strukturen (z. B. die Peripherie des vegetativen Nervensystems) sind, und daß ein echter Fortschritt auf lange Sicht nur dadurch erzielt werden kann, daß man hier wie überall dem zugrundeliegenden biochemischen Sachverhalt nachspürt und sich dabei der gleichen teils elektrophysiologischen, teils biochemischen Methoden bedient, die auch sonst bei der Erforschung der Physiologie des ZNS angewendet werden *.

Dies ist das Hauptanliegen der gegenwärtigen Zusammenfassung, die wohl auch zeigt, daß trotz der ungeheuren Schwierigkeiten, die sich von jeher der Erforschung gerade des Gehirns wegen seiner unentwirrbar komplizierten Struktur, entgegengestellt haben, sich doch gangbare Wege zum Verständnis des Wirkungsmechanismus derartiger Heilmittel abzeichnen. Vor allem wird dies bei einem Vergleich verschiedener Gruppen von zentral wirksamen Substanzen deutlich und es ist aus diesem Grunde zu bedauern, daß seit der ausgezeichneten Übersicht von E. JACOBSEN aus dem Jahre 1959 ein derartiger Versuch nur selten unternommen wurde, während es sehr bekannte Zusammenfassungen über Teilgebiete gibt, wie etwa über die Hemmkörper der Monoaminooxydase, über Phenothiazine und über Reserpin (Literatur vergleiche die betreffenden Abschnitte).

Auch in dem vorliegenden Beitrag haben wir uns im Wesentlichen auf diese Gruppen beschränkt, ohne selbst hierbei eine Vollständigkeit anstreben zu können. Insbesondere haben wir die interessante und eigentlich älteste Gruppe von Giften mit auffallenden psychischen Begleitsymptomen ihrer zentralen Wirkungen ausgelassen, nämlich die Halluzinogene oder Psychotomimetica (unsinnigerweise auch manchmal „Psychomimetica" genannt!). Der Grund hierfür ist vor allem die Tatsache, daß diese Stoffe als Heilmittel von geringerer Bedeutung sind, wenn man von der an anderen Stellen oft behandelten Atropingruppe absieht. Nicht berücksichtigt wurde die Gruppe der *Butyrophenonderivate*, die, soweit schon bekannt, ähnliche pharmakologische Wirkungen und Nebenwirkungen besitzen dürften wie die Phenothiazinderivate (Literatur darüber siehe HAASE u. JANSSEN, sowie LEHMANN u. BAN). Ebenso unberücksichtigt gelassen wurde die sehr heterogene Gruppe der sogenannten *„Minor tranquilizers"* (Meprobamat; 1,4-Dibenzodiazepine; Benactyzin u. a.) worüber man in den von M. GORDON edierten

---

* In Anbetracht des Umstandes, daß die „Psychopharmaka" vorwiegend zur Behandlung *psychotischer* Zustände verwendet werden, wäre die Bezeichnung *„Psychotopharmaka"* wohl die korrektere.

Monographien über Psychopharmaka ausführliche Darstellungen findet. Methoden, die zur Erfassung der pharmakologischen Wirkungen der Psychopharmaka bei Laboratoriumstieren angewendet werden, findet der Leser vor allem in der Übersicht von RILEY und SPINKS.

Was die Nomenklatur anbelangt, so haben wir uns im Wesentlichen an die Empfehlungen der Weltgesundheitsorganisation gehalten, und die sogenannte generische Bezeichnung nach der sehr verdienstvollen Zusammenstellung des „Index psychopharmacorum" von PÖLDINGER und SCHMIDLIN gewählt. In dieser Sammlung können auch sowohl die Formelbilder, von denen wir im Abschnitt V nur eine sehr beschränkte Auswahl geben, als auch die manchmal bis zu zwei Dutzend betragenden Synonyma nachgeschlagen werden.

Mit Absicht ist die klinische Anwendung der Stoffe (Indikation, Dosierung etc.), für welche allein Kliniker und klinische Pharmakologen zuständig wären, nicht behandelt worden, soweit sie nicht zur Verdeutlichung des Wirkungsmechanismus beiträgt. Man kann jedoch hoffen, daß eine bessere Kenntnis der experimentell gewonnenen Ergebnisse auch den therapeutischen Veröffentlichungen eine bessere Basis geben kann, als dies bisher oft der Fall war. Eine sehr kompetente Darstellung der modernen Pharmakotherapie der Psychosen wurde kürzlich von KIELHOLZ herausgegeben.

I. Phenothiazinderivate

Das erste Phenothiazinderivat, für welches Wirkungen auf das ZNS festgestellt wurden, ist das von CARO 1876 synthetisierte Methylenblau. Es verlängert die Wirkung von Barbituraten und hat leichte narkotische Wirkungen (KONZETT).

Besonders wichtig wurde jedoch von 1950 ab die Einführung von Chlorpromazin (= Chlp.). Zunächst versuchten LABORIT und HUGUENARD (1951, 1952) mit Gemischen von Heilmitteln, die unter anderem auch Chlorpromazin enthielten, Fälle von Katatonie durch Unterkühlung zu beeinflussen. Der Erfolg solcher Versuche war jedoch sehr zweifelhaft. Erst DELAY, DENIKER und HARL beobachteten an motorisch unruhigen Geisteskranken bei erhaltenem Bewußtsein mit Chlp. allein, nicht nur Beruhigung, sondern auch eine Änderung der affektiven Haltung und des psychischen Antriebes und erkannten damit zum erstenmal die Möglichkeit einer symptomatischen Pharmakotherapie von Geisteskrankheiten.

Seit der Einführung von Chlp. in die Klinik wurden unzählige Phenothiazinderivate mit ähnlichen pharmakologischen und klinischen Wirkungen in die Therapie eingeführt. Der Leser findet einen quantitativen Vergleich der pharmakologischen Wirksamkeit einer Anzahl solcher Stoffe mit der Wirksamkeit von Chlp. in den Tabellen des Textes übersichtlich zusammengestellt.

A. Chemische Zusammenhänge

Variationen in den Molekülen der Phenothiazinderivate, welche gegenwärtig am häufigsten verwendet werden, betreffen zunächst die Stellung 2 im Phenothiazinring, die entweder nicht substituiert ist, oder mit Halogen-, Methoxy-, Trifluormethan-, Acyl-, Methylmercapto- oder substituierten Sulfonamidgruppen besetzt sein kann, um nur die wichtigsten Möglichkeiten zu erwähnen.

Wichtig ist ferner die Seitenkette am N-Atom in Stellung 10. Wenn diese eine Dialkyl-amino-alkyl-kette ist, dann enthält sie in gerader Kette meist 2 oder 3 C-Atome. Im ersten Fall handelt es sich meist um Antihistamin- bzw. Antiacetylcholinpräparate (s. Promethazine bzw. Diethazine), im zweiten um Neuroleptica (s. Promazine). Eine zweite Gruppe von Phenothiazinderivaten trägt an der Seitenkette endständig einen Piperidinring (s. Mepazine), wodurch die zentral beruhigende Wirkung abgeschwächt wird. Eine dritte Untergruppe trägt entweder endständig, oder in der Mitte einer verschieden gestalteten Seitenkette einen Piperazinring, welcher meist eine Verstärkung der extrapyramidalen Nebenwirkungen, aber ebenso auch der neuroleptischen (psychotolytischen) Wirkung verursacht, die sich auch in der therapeutisch nötigen Dosierung ausdrückt (s. Perazine).

Eine sehr vollständige Übersicht der Phenothiazinliteratur, mit besonderer Berücksichtigung der Chemie, wurde kürzlich von SCHENKER und HERBST veröffentlicht (enthält 102 Tabellen mit chemischen Formeln und 6800 Literaturzitate!).

B. Periphere Wirkungen

Phenothiazinderivate besitzen eine Reihe von Wirkungen auf periphere Organe, Organsysteme und Gewebe. Sie beeinflussen die Funktionen des peripheren autonomen Nervensystems, den Kreislauf und die quergestreifte Muskulatur. Chlp. ist der am sorgfältigsten untersuchte Vertreter dieser Stoffklasse. Die Arbeit von COURVOISIER et al. (1953) kann in dieser Hinsicht als klassisch bezeichnet werden. Daneben sind noch die bald darauf erschienenen Arbeiten von HUIDOBRO, KOPERA und ARMITAGE, DELGA und HAZARD sowie RYALL, die sich mit peripheren Wirkungen des Chlp. am Ganztier beschäftigen und auch Wirkungen an isolierten Organpräparaten berücksichtigen, besonders zu erwähnen. In den meisten Fällen werden in diesen Arbeiten die ursprünglichen Befunde von COURVOISIER et al. (1953) bestätigt und ergänzt, in manchen Fällen jedoch auch korrigiert.

1. Anti-Adrenalin-, -Acetylcholin-, -Histamin- und -5-Hydroxytryptamin-Wirkungen

Chlp. wirkt den peripheren Effekten von Adrenalin, Acetylcholin, Histamin und 5-Hydroxytryptamin (= 5-HT) sowohl am Ganztier, als auch an isolierten Organen entgegen.

Die *adrenolytische* Wirkung von Chlp. ist besonders stark ausgeprägt. COURVOISIER et al. (1953) fanden, daß nahezu alle Adrenalinwirkungen durch Chlp. aufhebbar waren. Am Blutdruck des Hundes (in Chloralosenarkose) führte Chlp. (5 mg/kg i. v.) ebenso wie andere wirksame Adrenolytica zu einer Adrenalinumkehr; die blutdrucksteigernde Wirkung des Noradrenalins wurde abgeschwächt, jedoch nicht aufgehoben oder umgekehrt. Auch die Blutdrucksteigerung, die durch Abklemmen der beiden Carotiden bzw. durch elektrische Reizung des zentralen Vagusstumpfes erzeugt wird, konnte durch Chlp. blockiert werden. Die Toxicität des Adrenalins und Noradrenalins wurde durch Vorbehandlung der Tiere (Mäuse, Kaninchen) mit Chlp. wesentlich herabgesetzt; in dieser Beziehung war Chlp. bedeutend wirksamer als Promethazin und Dibenamin. Die Wirkung des Adrenalins an isolierten Organen, wie z. B. am Kaninchenuterus (COURVOISIER et al., 1953; KOPERA und ARMITAGE) oder am isolierten Streifen aus Aortenwand (MARTIN et al., 1960) wird durch Chlp. ebenfalls aufgehoben. COURVOISIER et al. (1953) konnten dagegen keine Wirkung von Chlp. auf die Adrenalinhyperglykämie bei Kaninchen beobachten; bei diesen Tieren führte Chlp. selbst zu einer leichten Hyperglykämie. Daß nicht alle Adrenalinwirkungen durch Chlp. aufgehoben werden müssen, zeigte die Untersuchung von MARTIN et al. (1960). Diese Autoren wiesen nach, daß an der vagotomierten, spinalen Katze der adrenolytischen Wirkung des Chlp. seine Fähigkeit gegenübersteht, die vasopressorischen und positiv chronotropen Wirkungen des Noradrenalins (und teilweise auch des Adrenalins) zu potenzieren und zu verlängern. MARTIN et al. (1960) führten diese Wirkung auf die Blockade eines für die Inaktivierung von Noradrenalin und Adrenalin wichtigen Prozesses zurück. Schon früher hatte NASMYTH gefunden, daß die durch Adrenalin bewirkte Ausschüttung von Ascorbinsäure aus den Nebennieren durch Chlp. potenziert werden kann. Diese Befunde sind deshalb von großem Interesse, weil sie wahrscheinlich direkt mit der Beobachtung zusammenhängen, daß Chlp. peripher die Aufnahme von exogenem Noradrenalin in die Catecholaminspeicher, die als wichtige Inaktivatoren der physiologischen und pharmakologischen Wirkungen solcher Stoffe anzusehen sind (vgl. III B, 4a), hemmen kann (AXELROD et al., 1961 b; HERTTING et al., 1961).

Die *gegen Acetylcholin* und gegen *Histamin* gerichtete Wirkung des Chlp. ist, im Gegensatz zu seiner adrenolytischen Wirkung, viel schwächer als die des Promethazins (COURVOISIER et al., 1953; KOPERA und ARMITAGE). Andere Phenothiazinderivate sind in dieser Beziehung wirksamer als Chlp. RUMMEL hat eine vergleichende Untersuchung der gegen 5-HT, Adrenalin und Histamin gerichteten Eigenschaften von Phenothiazinderivaten am Endabschnitt des Meerschweinchenileums durchgeführt, aus welcher die relativen Aktivitäten entnommen werden können. COURVOISIER et al. (1957 d) glaubten die in vitro beobachtete Wirkungsstärke der Phenothiazinderivate *gegen 5-Hydroxytryptamin* mit ihrer zentral „sedierenden" Wirksamkeit korrelieren zu können. Dieser Versuch war offenbar durch die Hypothese von WOOLEY und SHAW (1957) bzw. GADDUM beeinflußt, die dem 5-HT des Gehirns eine Bedeutung für die Genese von Psychosen zuschrieb. Diese Annahme wurde jedoch in der Folgezeit immer unwahrscheinlicher und alle Versuche, eine Parallele zwischen peripheren, gegen Adrenalin oder 5-HT gerichteten und den bei Psychosen beobachteten Wirkungen von Chlp. herzustellen, haben kein brauchbares Resultat gehabt.

Tabelle 1. *Hemmung der Wirkung von Acetylcholin, Nicotin, Adrenalin, Histamin,*
relativen Wirkungsstärken aus, wobei

	Promethazin	Promazin	Methopromazin	Acepromazin	Fluopromazin	Trimeprazin	Levomepromazin
Anti-Acetylcholin (isol. Dünndarm)	6,6 [22]	0,36 [22]	—	0,36 [22]	1 [19]	3 [8]	~1 [9]
Anti-Nicotin (isol. Dünndarm)	10 [22]	1,8 [22]	—	2,5 [22]	—	—	—
Anti-Adrenalin: Samenblase	—	0,14 [22]	—	100 [22]	—	—	—
Anti-Adrenalin: Adrenalinentgiftung	—	0,2 [22]	~1 [5]	4 [22]	—	0,25 [8]	—
Anti-Adrenalin: Nickhaut	—	0,2 [22]	—	4 [22]	—	—	—
Anti-Histamin: Isol. Dünndarm	—	—	—	—	1 [19]	10 [8]	—
Anti-Histamin: Asthma in vivo	>40 [8] 15 [22] 1,5 [25]	3 [22]	—	1 [22]	—	>40 [8] 16 [24]	40 [9]
Anti-5-HT	~0,1 [24]	—	—	—	1 [19]	~1 [24]	5 [9]
Anti-BaCl$_2$	7 [22]	0,53 [22]	—	0,36 [22]	—	—	—

[22] Wirth et al. (1959)
[23] Haley et al.
[24] Schmid et al.

2. Herz-, Kreislauf- und Gefäßwirkungen

Phenothiazinderivate haben ausgesprochene Wirkungen auf den Kreislauf und beeinflussen die Tätigkeit des Herzens und der Gefäße. So hat Chlp. z. B. antifibrillatorische chinidinartige Wirkungen am isolierten Kaninchenvorhof (RYALL). Am Langendorff-Herzen des Kaninchens führt Chlp. (0,05—1,0 mg) zu einer Zunahme der Coronardurchblutung; Promethazin ist in dieser Hinsicht allerdings noch wirksamer (COURVOISIER et al., 1953). In manchen Fällen sieht man nach Chlp. Zunahme der Herzfrequenz und die Adrenalintachykardie wird nicht aufgehoben (JOURDAN et al.). Der Blutdruck verschiedener Tierarten wird durch intravenöse Gaben von Chlp. gesenkt (COURVOISIER et al., 1953; HUIDOBRO; KOPERA und ARMITAGE, etc.). Beim Menschen beobachtet man orthostatische Hypotonie bis zum Kollaps nach hohen Dosen, wahrscheinlich wegen des Ausfalles kreislauf-

5-HT und Bariumchlorid durch Phenothiazinderivate. (Die Zahlen drücken die Chlorpromazin = 1 gesetzt wurde)

Mepazin	Thioridazin	Perazin	Prochlorperazin	Trifluoperazin	Perphenazin	Fluphenazin	Thiopropazat	Chlorprothixen
—	2,3[23]	0,36[22]	0,2[22] 2[13]	—	~ 1[4] 0,3[15]	—	—	6,4[21]
—	—	1,4[22]	1,1[22]	—	—	—	—	—
—	—	0,03[22]	0,05[22]	—	—	—	—	—
—	<1[23]	0,09[22]	0,04[22] 0,17[13]	—	—	—	—	—
—	—	0,2[22]	0,4[22]	—	—	—	—	—
	0,7[23]				0,4[15] ~ 1[4]			0,3[21]
—	—	2[22]	0,5[22]	—	—	—	—	—
—	9,1[23]	—	0,5[13]	—	~ 1[4]	—	—	—
—	—	0,27[22]	0,21[22] 1—2[13]	—	~ 1[4]	—	0,3[16]	3[21]

regulierender Reflexe, doch tritt diesbezüglich bei längerer Behandlung Gewöhnung auf. Die Tatsache, daß nach Reizung des peripheren Vagusstumpfes unter intravenösen Gaben von Chlp. sowohl die Blutdrucksenkung, als auch die Bradykardie ausbleiben, ist auf eine „atropinartige" Blockade der Acetylcholinwirkung, das Ausbleiben der Blutdrucksteigerung nach Abklemmen der Carotiden, oder Reizung des zentralen Vagusstumpfes auf eine Gegenwirkung gegen Adrenalin zurückzuführen. Der periphere Strömungswiderstand wird verringert, die peripheren Gefäße werden erweitert. So beobachteten z. B. COURVOISIER et al. (1953), daß eine Konzentration von 0,1—1,0 g/l Chlp. in der Durchströmungsflüssigkeit eines Kaninchenohres den Durchfluß um 50—100% steigerte. Chlp. hebt die Vasokonstriktion durch injiziertes Adrenalin auf (KOPERA und ARMITAGE). Die Gefäßerweiterung nach örtlicher Anwendung hautreizender Stoffe und die erhöhte Capillarpermeabilität wird nach COURVOISIER et al. (1953) aufgehoben. Dagegen haben alle Phenothiazinderivate selbst gewebereizende Wirkungen bei örtlicher Anwendung. Auf der Verminderung der Capillarpermeabilität

von resorbiertem Chlp. dürfte zum Teil die Herabsetzung des Rattenpfoten-
ödems beruhen. (Dazu vergleiche auch HERTTING und STOKLASKA.)

3. Muskelrelaxierende Wirkung

Erwähnenswert erscheint die muskelrelaxierende Wirkung des Chlp.
COURVOISIER et al. (1953) beobachteten z. B., daß Chlp. die curarisierende
Wirkung von Flaxedil verlängerte. KOPERA und ARMITAGE fanden an
Katzen, daß intraarteriell injiziertes Chlp. sowohl die direkte, als auch die
indirekte Nervenreizung blockierte. RYALL glaubt auf Grund von Versuchen
an Gastrocnemiuspräparaten von Katzen und Meerschweinchen, sowie am
Rattenzwerchfellpräparat mit Phrenicus, daß Chlp. die Muskelkontraktion
sowohl durch Blockierung der neuromuskulären Übertragung als auch durch
direkte Muskelwirkung abschwächt. JINDAL und DESHPANDE beschrieben
am Ganztier (Hund) für Chlp., Prochlorperazin und Promethazin eine
nicotinartige Blockierung der Endplattenregion. HENATSCH und INGVAR
zeigten, daß Chlp. das γ-Fasersystem selektiv lähmt, wodurch es unter den
muskellähmenden Stoffen eine Sonderstellung einnimmt. Die rasch eintretende Toleranz und die extrapyramidalen Nebenwirkungen machen jedoch
nach DOMINO (1964) die klinische Verwendbarkeit dieser Eigenschaft
unmöglich.

4. Verschiedene Wirkungen

Die *Atmung* wird durch kleine Dosen von Chlp. eher angeregt, durch
große dagegen gelähmt (COURVOISIER et al., 1953); die analeptischen Wirkungen von Nikethamid und Amphetamin werden aufgehoben. Entgegen
der Auffassung von COURVOISIER et al. (1953) scheint Chlp. keine *gang-
lienblockierende* Wirkung zu haben (HUIDOBRO). Deutlich ausgeprägt ist
dagegen eine *lokalanaesthetische* Wirkung (COURVOISIER et al., 1953;
KOPERA und ARMITAGE). Die direkt *spasmolytische* Wirkung ist dagegen
gering (COURVOISIER et al., 1953).

C. Zentrale Wirkungen

1. Wirkungen auf das Rückenmark

Die Phenothiazinderivate scheinen nur sehr geringe direkte Wirkungen
auf das Rückenmark zu besitzen. Zwar unterdrückt nach SILVESTRINI und
MAFFII Chlp. und Promazin bei intakten Katzen monosynaptische Reflexe
(z. B. den Patellarsehnenreflex), diese Wirkung wird jedoch völlig aufgehoben, wenn man die Verbindung des Rückenmarkes zum Gehirn durchtrennt
(dazu siehe auch HUDSON und DOMINO). Ähnliches berichtete schon früher
PRESTON. Polysynaptische Reflexe, wie z. B. der Linguomandibular-Reflex,
werden bei intakter Verbindung von Gehirn und Rückenmark durch Chlp.

und Promazin viel weniger beeinflußt als die monosynaptischen (Silvestrini und Maffii). Auch Dasgupta und Werner (1955) zeigten, daß Chlp. den gekreuzten Extensorreflex zwar hemmte, daß dies jedoch beim Spinaltier viel weniger ausgeprägt war als an der decerebrierten Katze. Es scheint daher die Verbindung des Rückenmarkes mit dem Gehirn für die Wirkung von Chlp. auf Rückenmarksfunktionen von großer Bedeutung zu sein. Sowjetische Forscher (siehe Domino, 1962 a) weisen auf die besondere Bedeutung der Formatio reticularis für Chlp.-Wirkungen auf das Rückenmark hin. Domino (1962 a) betont in diesem Zusammenhang, daß die Chlp.-Wirkungen auf das Rückenmark eher durch Hemmung der medullären retikulären Reflexförderungszonen, als durch Bahnung bulbärer Reflexhemmungszonen zustande kommen dürften.

2. Beeinflussung medullärer, meso- und diencephaler vegetativer Funktionen

Die Bedeutung der Formatio reticularis für das Zustandekommen der Chlp.-Wirkungen auf das Rückenmark wurde unter Punkt 1. schon hervorgehoben. Es ist in diesem Zusammenhang bemerkenswert, daß die *Enthirnungsstarre* nach Sherrington durch Chlp. aufgehoben wird (Henatsch und Ingvar).

a) Antiemetischer Effekt

Der Angriffspunkt für die antiemetische Wirkung der Phenothiazinderivate scheint nicht am Brechzentrum selbst, sondern an der sogenannten Chemoreceptor-Auslöse-Zone zu liegen. Dafür spricht, daß der Brechakt, der durch Kupfersulfat ausgelöst wird, durch Chlp. nicht verhindert wird. Dagegen verhindert dieser Stoff das Apomorphinerbrechen bei Hunden sehr wirkungsvoll (Courvoisier et al., 1953). Nach Schallek et al. sind beim Hund schon Dosen von 0,1 mg/kg subcutan antiemetisch wirksam. Es ist bemerkenswert, daß Phenothiazinderivate bei Katzen offenbar nicht antiemetisch wirken (siehe Jacobsen). Beim Menschen steht jedoch die antiemetische Wirkung der Phenothiazinderivate außer Zweifel, nur Thioridazin soll keine solche Wirkung haben. Bei Seekrankheit haben die Phenothiazinderivate keine Wirkung, obwohl Chlp. bei Hunden die durch Drehung der Tiere entstehende Brechneigung verhindert (Cook und Toner). Die antiemetische Wirksamkeit verschiedener Phenothiazinderivate geht den anderen zentralen Wirkungen dieser Verbindungen nicht parallel (Courvoisier et al., 1957 d).

b) Beeinflussung zentraler Kreislaufregulationen

Phenothiazinderivate wirken hemmend auf die zentralen Kreislaufregulationen. Dabei dürfte der Angriffspunkt sowohl in der Medulla oblongata, als auch im Hypothalamus liegen. Es wurde bereits der Befund von

Tabelle 2. *Hemmung des Apomorphin-Erbrechens sowie*
(Bedeutung der Zahlen

	Pro-methazin	Pro-mazin	Metho-promazin	Acepro-mazin	Fluo-promazin	Tri-meprazin	Levo-mepro-mazin
Anti-Apomorphin-Wirkung							
Hund	—	<1[18]	1[5]	~1[18]	10[19]	0,3[8]	~1[9]
Taube	—	0,1[29]	—	—	4,4[29]	—	—
Hypotherme		0,7[18]		<1[18]			1,7[9]
Wirkung	—	—		—	—	0,7[8]	
		0,5[6]		~0,8[6]			~0,7[6]

[27] ROSENKILDE und GARIER
[28] WANG
[29] BURKMAN

COURVOISIER et al. (1953) erwähnt, daß intravenös injiziertes Chlp. die Blutdrucksteigerung nach Reizung des zentralen Vagusstumpfes, oder nach Abklemmung beider Carotiden verringert. Während bei diesen Versuchen eine peripher adrenolytische Wirkung des Chlp. nicht auszuschließen ist, konnten DASGUPTA und WERNER (1954) an Katzen durch intracisternale Injektion kleinster, peripher sicher unwirksamer Dosen von Chlp. (50 bis 100 γ/kg) Blutdruckabfall und Abschwächung der pressorischen Carotissinusreflexe hervorrufen (siehe auch SCHMITT und SCHMITT). JOURDAN et al. berichteten, daß in die A. vertebralis injiziertes Chlp. eine Blutdrucksenkung hervorruft; TANGRI und BHARGAVA beobachteten das gleiche bei Injektion von Chlp. in das Ventrikelsystem des Gehirns. Ebenso hemmte Chlp. an isoliert durchströmten Hundekopfpräparaten pressorische Kreislaufreflexe, welche durch Ischiadicusreizung, durch Abklemmen der Carotiden (WANG et al.) oder durch direkte elektrische Reizung der medullären Kreislaufzentren hervorgerufen wurden. WANG et al. weisen darauf hin, daß in einigen ihrer Experimente sehr hohe Dosen von Chlp. (20 mg/kg) die Hemmung der medullären Kreislaufzentren, die durch kleine Mengen von Chlp. (0,1 bis 4 mg/kg) erzeugt worden war, wieder aufheben konnten. Dieses Verhalten ist insofern interessant, als MARTIN et al. (1960) sowie SCHMITT und SCHMITT zeigen konnten, daß die blutdrucksteigernde Wirkung von intravenös injiziertem Noradrenalin durch kleine Dosen von Chlp. herabgesetzt, durch hohe Dosen jedoch potenziert werden kann.

c) Wirkungen auf die Körpertemperatur

Die meisten Phenothiazinderivate führen, besonders bei niedriger Umgebungstemperatur, zu einer ausgeprägten Senkung der Körpertemperatur. Für Chlp. wurde diese Wirkung schon von COURVOISIER et al. (1953) beschrieben. Diese Temperatursenkung scheint vorwiegend durch eine Hem-

hypotherme Wirkung von Phenothiazinderivaten.
vgl. Tabelle 1)

Mepazin	Thioridazin	Perazin	Prochlorperazin	Trifluoperazin	Perphenazin	Fluphenazin	Thiopropazat	Chlorprothixen
—	—	2[18]	3,0[27] 4[13]	—	24[27] 17—48[28]	34—124[29]	4,6[16]	~1[21]
—	—	—	2,3[29]	7,2[29]	10,2[29]	27[29]	—	—
~0,1[6]	~0,4[13] 0,1[10] 0,4[11]	0,3[18]	~0,4[13] ~0,6[6]	~0,4[6]	~0,4[6]	—	0,6[16]	~1,3[6]

mung hypothalamischer Regulationszentren zustande zu kommen; eine Mitbeteiligung peripherer Gefäßwirkungen (siehe B 2) mag dabei eine gewisse zusätzliche Rolle spielen. Die hypothermische Wirkung der Phenothiazinderivate geht mit anderen zentralen Wirkungen dieser Stoffe, wie z. B. dem antiemetischen Effekt, keineswegs parallel (COURVOISIER et al., 1957 d).

Chlp. wirkt dem durch pyrogene Stoffe ausgelösten Fieber entgegen (COURVOISIER et al., 1953; CHEYMOL und LEVASSORT); man muß es daher als ein echtes Antipyreticum ansehen. Demgegenüber sprachen THAUER und seine Schule dem Chlp. eine echte antipyretische Wirkung ab (siehe z. B. BRENDEL und D'ALLEMAND). Eine eingehende Diskussion dieser Frage findet sich in der Zusammenfassung von EICHLER-SATKE.

d) Der Appetit

Der Appetit wird, wie klinische Erfahrungen zeigen, durch Phenothiazinderivate angeregt, was sich in einer oft beträchtlichen Zunahme des Gewichtes der Patienten äußert und die praktische Durchführbarkeit einer chronischen Therapie mit Phenothiazinderivaten in Frage stellen kann. Diese Wirkung scheint auf einer Appetitsteigerung durch Hemmung hypothalamischer Zentren zu beruhen.

e) Beeinflussung zentraler sympathischer Mechanismen

Morphin führt bei Katzen zu einer Erregung „sympathischer Zentren", was neben starker Übererregtheit der Tiere zu einer Ausschüttung der Catecholamine aus dem Nebennierenmark und zu einer Abnahme des Noradrenalingehaltes im Hypothalamus führt (HOLZBAUER und VOGT, 1954). Obwohl Chlp. die Morphin-Erregung verhindert (s. dieser Abschnitt, 7, cβ), hat es auf die biochemisch erfaßbaren Erregungszustände hypothalamischer sympathischer Zentren keinen Einfluß; auch die Ascorbinsäure-Ausschüttung nach Stress konnte bei Ratten durch Chlp. nicht verhindert werden (HOLZBAUER und VOGT, 1954); dagegen stehen positive Ergebnisse von MAFOUZ und EZZ).

Besonders leicht kann durch äußere Reize eine maximale sympathische Erregung (zentral und peripher) bei decerebrierten Katzen ausgelöst werden. Dieser als „Sham-rage" bekannte Zustand geht mit einem Wutausbruch (Zischen, Krallenzeigen), Piloarrektion, maximaler Dilatation der Pupillen, Retraktion der Nickhaut und anderen Zeichen sympathischer Erregung einher. DASGUPTA et al. konnten zeigen, daß diese „Sham-rage"-Reaktion bei Katzen durch recht kleine Dosen von Chlp. (0,25 mg/kg i. v.) verhindert wird. Diese Chlp.-Dosen sind offensichtlich zu klein, um nennenswerte periphere andrenolytische Wirkungen zu verursachen. Man muß also annehmen, daß Chlp. diejenigen zentralen sympathischen Mechanismen hemmt, die am Zustandekommen der „Sham-rage" beteiligt sind.

Die Phenothiazinderivate haben eine Reihe von Wirkungen auf die Funktion endokriner Drüsen, die zum Teil sicherlich auf einem zentralen, wahrscheinlich im Hypothalamus lokalisierten Mechanismus beruhen. Diese werden im Abschnitt D gesondert behandelt.

3. Beeinflussung elektrophysiologischer Vorgänge am ZNS

Es ist unmöglich, aus der Fülle der Arbeiten über Wirkungen von Phenothiazinderivaten auf elektrophysiologische Phänomene am Gehirn auch nur die wichtigsten eingehender zu besprechen. Es existieren hierüber einige Zusammenfassungen, auf welche der Leser, der hierüber vollständige Information sucht, verwiesen sei (BRADLEY; KILLAM, 1962; DOMINO, 1962 a).

a) Veränderungen im EEG

Das normale EEG wird durch Chlp. und andere Phenothiazinderivate im Sinne einer Synchronisierung beeinflußt. Für den Menschen wurde diese Wirkung bereits 1952 von TERZIAN beschrieben. Aus den zahlreichen Untersuchungen, die sich seither mit der EEG-Wirkung von Chlp. beschäftigt haben, kann man die Feststellung treffen, daß kleine Dosen von Chlp. eine Erhöhung der α-Wellen hervorrufen, während bei höheren Dosen einzelne, oder gruppierte δ-Wellen auftreten, die nach längerer Zeit vorwiegen. Es fehlen jedoch die bei normalem Schlaf auftretenden Schlafspindeln. Es muß betont werden, daß solche Veränderungen des EEG nicht in jedem Fall auftreten. Beim Menschen scheint es auch schwierig zu sein, die Desynchronisierung des EEG, die durch äußere Reize hervorgerufen werden kann, mit klinischen Dosen von Chlp. zu unterdrückten (SHAGASS).

Der synchronisierende Effekt von Chlp. auf das normale EEG wurde auch an verschiedenen Tierspecies beobachtet. Als erste haben TERZIAN (1954) am Kaninchen und HIEBEL et al. an Hunden und Katzen, die mit Flaxedil immobilisiert waren, diese Wirkung beschrieben. Zahlreiche Autoren haben solche Befunde grundsätzlich bestätigt, oder auf andere Tierarten ausgedehnt (LONGO et al.; DAS et al.; RINALDI und HIMWICH, 1955 a; GANG-

LOFF und MONNIER, 1957; LONGO). Kaninchen sind für solche Versuche besonders geeignet, da sie auf Chlp. empfindlich und regelmäßig mit einer Synchronisierung des Spontan-EEG reagieren. Hohe, subletale Dosen von Chlp. führen dagegen zu einer Desynchronisierung des Kaninchen-EEG (RINALDI und HIMWICH, 1955 a). Für Katzen werden etwas widerspruchsvolle Ergebnisse berichtet: Während BRADLEY und HANCE bei Tieren mit chronisch implantierten Elektroden einen synchronisierenden Einfluß von Chlp. auf das EEG beobachtete, konnten KILLAM et al. (1957) in solchen Versuchen keine auffallenden EEG-Veränderungen mit Dosen von 2— 6 mg/kg Chlp. registrieren. BRADLEY und HANCE sowie MARTIN et al. (1958) fanden eine synchronisierende Wirkung auf das EEG der Hirnrinde am Encephale-isolé-Präparat von Katzen nach BREMER. Dagegen hatte Chlp. keinen Einfluß auf das EEG am Cerveau-isolé-Präparat der Katze (BRADLEY und HANCE) sowie am isolierten Großhirnrindenpräparat (PRESTON). Gerade diese Ergebnisse machen es wenig wahrscheinlich, daß die Beeinflussung der elektrischen Aktivität der Hirnrinde nach Phenothiazinderivaten einer direkten Einwirkung auf diese Gehirnteile zuzuschreiben ist.

b) Beeinflussung der Weckreaktion (arousal reaction) am EEG

Die EEG-Weckreaktion, welche sich in einer Desynchronisierung des Rinden-EEG ausdrückt, kann entweder durch direkte afferente Reize aus der Peripherie oder von Sinnesorganen, oder durch elektrische Reizung der Formatio reticularis des ascendierenden retikulären Systems des Mittelhirns hervorgerufen werden. Als afferente Reize wirken sowohl sensorische (osmische, akustische, optische) oder sensible (Berührung, Schmerz, elektrische Reizung eines peripheren Nerven), aber auch humorale (intravenöse Adrenalininjektionen). Alle derartigen peripheren Reize scheinen in der Formatio reticularis des Hirnstammes Mechanismen zu aktivieren, die ebenso zu einer EEG-Weckreaktion führen, wie eine direkte elektrische Reizung dieser Hirnregion.

Es herrscht in der Literatur keine einheitliche Auffassung über die Wirksamkeit des Chlp. in bezug auf die Beeinflussung der EEG-Weckreaktion, die durch indirekte bzw. direkte Reizung der Formatio reticularis hervorgerufen wird. So wurde z. B. die ursprünglich von HIEBEL et al. gemachte Beobachtung, daß Chlp. in kleinen Dosen (2 mg/kg i. v.) bei der Katze die durch sensible und sensorische Reize sowie durch i. v. Adrenalin verursachte EEG-Weckreaktion verhindert, sowohl an der Katze (z. B. von MARTIN et al., 1958; BRADLEY und HANCE; TOKIZANE et al.) als auch am Kaninchen (LONGO et al.; RINALDI und HIMWICH, 1955 a; GANGLOFF und MONNIER) prinzipiell bestätigt. Demgegenüber fanden KILLAM und KILLAM (1957) an der Katze bloß eine sehr schwache dämpfende Wirkung des Chlp. auf die EEG-Weckreaktion, die durch Reizung des N. ischiadicus ausgelöst wurde. Beim Kaninchen scheint allerdings eine Parallelität zwischen der Wirksamkeit der Phenothiazinderivate auf die EEG-Weckreaktion und ihrer klinischen Verwendbarkeit zu bestehen. Zu dieser Schlußfolgerung sind HIMWICH et al. auf Grund einer systematischen Untersuchung gekommen und diese Ansicht kann an Hand einer unveröffentlichten Serie von etwa 200 untersuchten Substanzen bestätigt werden (BRÜCKE und STUMPF).

Die EEG-Weckreaktion nach direkter elektrischer Reizung der Formatio reticularis des Hirnstammes wird durch Chlp. an Katzen (HIEBEL et al.; MARTIN et al., 1958) und an Kaninchen (LONGO et al.; RINALDI und HIMWICH, 1955 a; BRÜCKE et al., 1957 b; GANGLOFF und MONNIER, 1957) meist nur verkürzt und erst mit relativ hohen Dosen aufgehoben. Werden Schwellenwerte für die gerade noch wirksame elektrische Reizung bestimmt, dann sieht man, daß Chlp. die Reizschwelle bei Katzen nur sehr wenig und offenbar in uncharakteristischer Weise erhöht und daß Barbiturate in dieser Hinsicht weit wirksamer sind (PRESTON; BRADLEY und KEY; KILLAM und KILLAM, 1957). Es fragt sich daher, ob die schwache direkte dämpfende Wirkung der Phenothiazinderivate auf die „arousal"-Mechanismen des retikulären Systems im Hirnstamm als Erklärung für ihre zentralen Wirkungen wirklich genügt. In diesem Zusammenhang verdient daher der Befund von KILLAM (1957) Beachtung, daß Chlp. (1 mg/kg i. v.) bei der Katze die hemmende Wirkung der Formatio reticularis auf Potentiale im Nucl. cochleae und im Corpus geniculatum mediale nach akustischen Reizen verstärkte (vgl. dieser Abschnitt, 3 g).

c) Beeinflussung der elektrischen Aktivität der Formatio reticularis

Die elektrische Spontanaktivität von Neuronen der Formatio reticularis, welche das Phänomen der „Konvergenz" zeigen, wird durch mittlere Dosen von Chlp. (2—4 mg/kg i. v.) herabgesetzt. Auch die Anpsrechbarkeit solcher Neurone auf sensorische, vor allem auf sogenannte „normale" Reize wird verringert (BRADLEY). DE MAAR et al. haben Reizantworten (evoked potentials) der Formatio reticularis nach elektrischer Reizung des N. ischiadicus registriert und dabei beobachtet, daß sie durch 10—15 mg/kg Chlp. i. v. bei der Katze eindeutig gefördert wurden (siehe auch KILLAM und KILLAM, 1959). Dabei führte Chlp. zu einer Steigerung der Amplitude sowohl der Reizantworten mit kurzer, als auch mit langer Latenz und zu einer Verlängerung der absoluten Refraktärperiode für Potentiale mit langer Latenz. Pentobarbital dagegen verkleinerte die Amplitude der Reizantworten und verlängerte die Refraktärzeit der Potentiale mit kurzer Latenz.

d) Beeinflussung der thalamischen Projektionssysteme

Die sensiblen (spezifischen) Relais-Kerne des Thalamus werden durch Chlp. offenbar nur sehr wenig beeinflußt (PRESTON; KILLAM 1957; KILLAM und KILLAM, 1959). Die Erregbarkeit des ventrolateralen Thalamuskernes war nach Chlp. bei nicht narkotisierten Kaninchen etwas gesteigert (MONNIER und KRUPP), bei Reizung des lateralen Thalamus war die Schwelle für Nachentladungen deutlich erniedrigt, diese selbst waren verlängert (GANGLOFF und MONNIER, 1957). Nach elektrischer Reizung des Nucl. ventr. post. haben TAKAORI und DENEAU an Affen mit chronisch implantierten Elektroden eine leichte Erhöhung der Schwelle für die Verhaltens-Weckreaktion nach Chlp. gesehen.

Das diffuse thalamische Projektionssystem wird durch Chlp. leicht gedämpft, was man an der „Recruiting response" sehen kann, die bei Katzen durch Dosen von 2 mg/kg Chlp. etwas gehemmt wird (KEY, cit. nach BRADLEY; KILLAM und KILLAM, 1956; DAS et al.). An nicht narkotisierten Kaninchen fanden GANGLOFF und MONNIER (1957) bei niederfrequenter Reizung eine Steigerung der Erregbarkeit des intralaminären „Recruiting systems" nach Gaben von 5 mg/kg Chlp. i. v. Die Schwelle für die EEG- und für die Verhaltens-Weckreaktion, welche durch hochfrequente Reizung des diffusen thalamischen Projektionssystems hervorgerufen werden kann, wird bei Katzen durch 4—6 mg/kg Chlp. nur geringfügig erhöht (KILLAM et al., 1957).

e) Beeinflussung des limbischen Systems

Die bei der EEG-Weckreaktion im Hippocampus des Kaninchens auftretenden EEG-Veränderungen (ϑ-Rhythmus) werden durch Chlp. und andere Phenothiazinderivate prinzipiell in gleicher Weise, wenn auch etwas schwächer unterdrückt, als dies bei den corticalen EEG-Veränderungen der Fall ist (BRÜCKE et al., 1957 b).

Phenothiazinderivate scheinen eine Reihe von direkten Einflüssen auf das limbische System zu haben; PRESTON fand, daß hohe Dosen von Chlp. (20 mg/kg) bei Katzen Krampfpotentiale im Hippocampus, besonders aber im Nucl. amygdalae auslösen und daß bei sehr hohen Dosen (40 mg/kg) die durch Chlp. bewirkten Krampfpotentiale auch auf den Cortex übergreifen. Nach KILLAM et al. (1957) verkürzen dagegen kleinere Dosen (5 mg/kg) bei Katzen die generalisierte klonische Phase der rhinencephalen Anfälle, die durch elektrische Reizung des Nucl. amygdalae oder des Hippocampus ausgelöst werden können; die rhinenzephale Komponente wurde dagegen nicht beeinflußt. Wurden jedoch rhinencephale Anfälle durch elektrische Reizung der afferenten Bahnen des Fornix hervorgerufen, dann hemmte Chlp. auch die rhinencephale Komponente der Krampfpotentiale (KILLAM und KILLAM, 1957). Bei Kaninchen konnten MONNIER und KRUPP nur leicht dämpfende Einflüsse von Chlp. auf die Spitzenentladungen bei Reizung des Hippocampus feststellen. Auch an Affen wurden schwach dämpfende Einflüsse von Chlp. auf die elektrischen Potentiale des limbischen Systems beschrieben (DELGADO und MIHAILOVIC; TAKAORI und DENEAU).

Interessant, wenn auch nicht leicht zu interpretieren sind einige Befunde von ADEY und DUNLOP. Die Autoren untersuchten an der Katze Entladungen von Zellen im Nucl. caudatus und im Globus pallidus nach Reizung des N. ischiadicus bzw. des Nucl. amygdalae. Während die Reizung des Ischiadicus entweder ganz unwirksam war, oder die Entladungsfrequenz der pallidären Neurone etwas dämpfte, reagierten sie bei der gleichen Reizung nach 2 mg/kg Chlp. i. v. eindeutig mit Erhöhung der Entladungsfrequenz. Das gleiche Verhalten wurde auch bei Reizung des Nucl. amygdalae, besonders aber bei gleichzeitiger Ischiadicus- und Amygdala-Reizung gesehen.

f) Wirkungen auf den Cortex

Auf den Cortex scheinen Phenothiazinderivate nur sehr schwache direkte Wirkungen zu haben. An Affen wird die Reizschwelle für motorische Reaktionen durch Chlp. entweder nicht beeinflußt (DELGADO und MIHAILOVIC), oder leicht erhöht (TAKAORI und DENEAU). Auf das isolierte Hemisphärenpräparat der Katze konnte PRESTON, wie bereits erwähnt wurde, auch mit sehr hohen Chlp.-Dosen (50 mg/kg i. v.) keinen Einfluß finden. DASGUPTA und WERNER (1955) fanden mit Chlp. allerdings eine Hemmung motorischer Wirkungen bei Reizung der Area cruciata der Rinde. Reize, die nach MARAZZI bei Rindenreizung auf einer Seite, durch den Balken zur anderen Hemisphäre übergeleitet werden, werden durch Chlp. nicht direkt beeinflußt. Eine Hemmung solcher Reizwirkungen erzielt man mit Adrenalin, 5-HT, Mescalin und LSD und dieser Effekt wird durch Chlp. aufgehoben (MARAZZI). Er soll mit der klinischen Wirkung von Phenothiazinderivaten parallel gehen. Bei nicht narkotisierten Kaninchen erhöhten 5—10 mg Chlp./kg bei Reizung des sensomotorischen Cortex die Reizschwelle für corticale Nachentladungen, dagegen wurde interessanterweise die Dauer der Nachentladungen verlängert (GANGLOFF und MONNIER). UNNA und MARTIN sahen bei Katzen fördernde Wirkungen von Chlp. (5 mg/kg i. v.) auf corticale Reizantworten bei Reizung des N. ischiadicus.

g) Interpretation der elektrophysiologischen Wirkungen

Es herrscht nahezu allgemeine Übereinstimmung darüber, daß der „elektrophysiologische" *Wirkungsort* der Phenothiazinderivate vor allem in der Formatio reticularis des Hirnstammes (einschließlich des Hypothalamus und des diffusen thalamischen Projektionssystems) zu suchen ist. Möglicherweise spielen dabei direkte Einflüsse der Phenothiazinderivate auf das limbische System (PRESTON), welches mit dem reticulären System in anatomischer und funktioneller Verbindung steht, eine nicht unwichtige Rolle. Sehr hypothetisch ist dagegen der *Mechanismus* der Phenothiazinwirkung auf die Formatio reticularis. Viele Autoren nehmen mit TERZIAN (1954) an, daß diese Verbindungen einen direkten Einfluß auf jene Mechanismen der Formatio reticularis ausüben, die für die Weckreaktion verantwortlich sind

(z. B. LONGO et al.; HIEBEL et al.; RINALDI und HIMWICH, 1955 a; DASGUPTA). BRADLEY modifizierte diese Hypothese und glaubt, daß die Phenothiazinderivate primär die afferenten Impulse blockieren, die von sensorischen Bahnen an die Formatio reticularis abgegeben werden, während KILLAM (1962) auf Grund eigener Untersuchungen, sowie der Ergebnisse von DE MAAR et al. es für möglich hält, daß Phenothiazinderivate nicht direkt dämpfen, sondern vielmehr die hemmenden („Filter"-)Mechanismen der Formatio reticularis fördern und dadurch zu einer Einschränkung der zum Cortex gelangenden Reize führen. DE MAAR et al. äußerten ihrerseits die Vermutung, die dämpfende Wirkung der Phenothiazinderivate auf die Weckwirkung komme durch Hemmung der „langsamen", auf afferente Impulse erst nach langer Latenz reagierenden Mechanismen in der Formatio reticularis zustande.

Die große Anzahl von Hypothesen über den „elektrophysiologischen" Wirkungsmechanismus der Phenothiazinderivate im Gehirn mag verwirrend erscheinen, sie wird jedoch verständlich, wenn man bedenkt, daß ihnen meistens Ergebnisse zugrunde liegen, die an nur einer Species unter ganz bestimmten Bedingungen erzielt wurden, obwohl bekanntlich gerade in der Elektrophysiologie die Speciesunterschiede eine sehr große Rolle spielen. Die Vielzahl der Hypothesen zeigt aber auch, daß es vorläufig nicht möglich ist, aus den elektrophysiologischen Untersuchungen allein den Wirkungsmechanismus der Phenothiazinderivate im Gehirn eindeutig zu charakterisieren.

4. Ergebnisse der Verhaltensforschung

a) Beeinflussung des allgemeinen Verhaltens

Schon in Dosen, die noch keine ausgesprochen sedierende Wirkung haben, führen Chlp. und andere Phenothiazinderivate zu einer Herabsetzung der motorischen Aktivität von Versuchstieren. Das explorative Interesse (z. B. von Ratten) ist auf ein Minimum herabgesetzt, die Tiere verhalten sich gleichgültig gegen Nahrung, die Ansprechbarkeit auf äußere Reize ist meist verringert.

Sonst sehr aggressive Rhesusaffen zeigen nach Chlp. einen deutlichen „Zähmungseffekt" (DAS et al.). Um die Wirkung zentral wirksamer Pharmaka genauer zu differenzieren, wurde der Versuch gemacht, das Verhalten der Tiere in bestimmte Kategorien einzuteilen. Auf Grund einer solchen Einteilung glauben NORTON und BEER, daß Chlp. bei Katzen die „Soziabilität" steigert und die „Hostilität" herabsetzt. Der Aussagewert solcher Versuche ist jedoch, wie DEWS und MORSE feststellen, recht problematisch, da die Methode es kaum erlaubt, die beobachteten Befunde zu objektivieren und vom Zufall unabhängig zu machen; enttäuschend ist auch die Unmöglichkeit, Dosis-Wirkungsbeziehungen herzustellen.

Über die Beeinflussung des allgemeinen Verhaltens von Menschen nach Phenothiazingaben liegen — neben den klassischen Beobachtungen von DELAY und DENIKER — zahlreiche Untersuchungen vor (HEIMANN und WITT; KORNETSKY). Bei den meisten Untersuchungen dieser Art wurden „Batterien" von psychologischen Tests angewendet. Bei einer vergleichenden Untersuchung zeigte es sich, daß unerwarteterweise Chlp. eher Schlafneigung hervorrief als die gleiche Dosis von Secobarbital (KORNETSKY und HUMPHRIES). Die Nachwirkungen nach dem Schlaf waren bei beiden Pharmaka gleich stark ausgeprägt und die psychologischen Testaufgaben wurden nach dem Aufwachen schlechter gelöst als vor der Gabe der Pharmaka.

b) Beeinflussung des (durch Lernen) bedingten Verhaltens

Durch Schaffung ganz bestimmter Versuchsbedingungen kann bei Tieren ein den Situationen entsprechendes, durch sie bedingtes Verhalten induziert werden. In einfachster Weise geschieht dies z. B. dadurch, daß man Tiere trainiert, auf einen neutralen optischen oder akustischen Reiz hin so zu handeln, daß dadurch eine für das Tier unangenehme Situation verhindert, oder ihr durch Flucht ausgewichen wird. Etwa dadurch, daß eine Ratte „dressiert" wird, nach Ertönen eines Klingelzeichens (bedingter Reiz) auf eine Stange zu flüchten (bedingte Fluchtreaktion, engl. „Avoidance reaction"), um einem elektrischen Reiz (unbedingter Reiz), der dem Klingelzeichen folgt, zu entkommen. Erfolgt die Flucht auf die Stange erst auf den elektrischen Schlag hin, so spricht man von einer unbedingten Fluchtreaktion (engl. „Escape reaction"). Es gibt nun unzählige Modifikationen dieser einfachen Versuchsordnung. So kann man z. B. Tiere dazu bringen, sich durch bestimmtes Verhalten eine Belohnung etwa in Form von Nahrung zu verschaffen; man kann aber auch umgekehrt Versuchsbedingungen schaffen, unter denen die Tiere gerade durch Unterdrückung eines bestimmten Verhaltens eine Bestrafung zu vermeiden lernen. Schließlich kann man Tiere verschiedenen Konfliktsituationen aussetzen und unter solchen Bedingungen den Einfluß zentral wirksamer Stoffe prüfen.

Die Deutung der Ergebnisse aus der Verhaltensforschung mit zentral wirksamen Pharmaka stößt derzeit auf fast unüberwindliche Schwierigkeiten. Denn es ist noch immer nicht klar, welche zentralen Vorgänge, die das Verhalten von Tieren beeinflussen, dabei verändert werden. Es lassen sich auch zur Zeit kaum Zusammenhänge mit den elektrophysiologischen oder biochemischen Ergebnissen herstellen und es ist erst recht ungewiß, ob es Zusammenhänge zwischen den Wirkungen der Phenothiazinderivate auf das bedingte Verhalten von Tieren und den psychotolytischen Eigenschaften solcher Stoffe überhaupt gibt. Diese Verhältnisse rechtfertigen auch den Verzicht auf eine eingehende Darstellung der zahlreichen Untersuchungen, die mit Phenothiazinderivaten auf diesem Gebiet unternommen worden sind. Es kann jedoch auf gute und kompetente Zusammenfassungen verwiesen werden (DEWS und MORSE; COOK und KELLEHER).

COURVOISIER et al. (1953) haben als erste gezeigt, daß Chlp. (1 mg/kg s. c.) bei Ratten die bedingte Fluchtreaktion hemmt, ohne die unbedingte zu beeinflussen. Dagegen zeigte Phenobarbital in vergleichbaren Dosen keine selektive Wirkung; es hemmte sowohl die bedingte, als auch die unbedingte Fluchtreaktion in gleichem Ausmaß (COOK und WEIDLEY). GATTI konnte die bedingte Fluchtreaktion schon mit Dosen von 0,1 mg Chlp./kg beeinflussen. Die Beobachtungen von COURVOISIER et al. (1953) wurden in der Folgezeit mehrfach bestätigt und auf andere Tierarten (Hunde, Katzen, Affen) ausgedehnt, wobei zum Teil recht komplizierte Methoden angewendet wurden. Auch bei Menschen wurde ein entsprechender Effekt von Chlp., Prochlorperazin, Methoxyphenothiazin und Mepazin beobachtet (ALEXANDER und HORNER; WINSOR). Die Interpretation der tierexperimentellen Befunde wird insbesondere dadurch erschwert, daß Chlp. nicht nur das *negativ* motivierte (Angst), sondern in gleicher Weise auch das *positiv* motivierte (Belohnung) bedingte Verhalten hemmt (siehe TAESCHLER und LOEW).

Auf ganz anderen Prinzipien beruht die von OLDS eingeführte Methode, das Verhalten von Tieren durch Selbstreizung des Gehirnes zu untersuchen. Dabei werden Ratten daran gewöhnt, mit Hilfe von Reizelektroden, die chronisch in verschiedene Gehirnteile implantiert sind, sich selbst, durch Herabdrücken eines Hebels, an den betreffenden Stellen des Gehirns elektrische Reize zuzufügen. Bei dieser interessanten Versuchsordnung wurde die Beobachtung gemacht, daß die Frequenz der Selbstreizung besonders dann hoch war, wenn die Reizelektroden in bestimmten Regionen des Mittel- oder Vorderhirns lagen. Chlp. setzte die Frequenz der Selbstreizung dann stark herab, wenn die Elektroden in den ventralen Thalamus oder in den Nucl. amygdalae implantiert waren; lagen sie dagegen im Septum, dann war der Einfluß von Chlp. weniger deutlich (OLDS et al., 1956, 1957). So aufsehenerregend und geistreich diese Methode ist, zur Zeit erscheint es nicht möglich, eine wohlbegründete Erklärung der damit erzielten Befunde zu geben.

Besonders erwähnenswert erscheinen Untersuchungen, die TAESCHLER und CERLETTI durchgeführt haben, weil die Autoren den sonst seltenen Versuch unternommen haben, die Wirkung der Phenothiazinderivate auf das psychologische und motorische Verhalten der Tiere mit ihrer klinischen Wirksamkeit zu korrelieren (TAESCHLER und CERLETTI, 1959, 1961; TAESCHLER et al.). Die Autoren kamen zu dem Schluß, daß bei den untersuchten Phenothiazinderivaten (Chlp., Perphenazin, Thioridazin, Prochlorperazin und Thiopropazat) der Hemmeffekt auf bedingte Fluchtreaktionen mit der Katalepsie-erzeugenden Wirkung und der Hemmung der motorischen Aktivität auffallend parallel ging und, auf den Menschen übertragen,

Tabelle 3. *Hemmung der spontanen motorischen Aktivität, der bedingten*
(Bedeutung der Zahlen

	Pro-methazin	Pro-mazin	Metho-promazin	Ace-promazin	Fluo-promazin	Tri-meprazin	Levo-mepro-mazin
Hemmung der spontanen Aktivität	0,045[1]	0,3[3]		0,6[3]			
	0,05[2]	0,4[4]	1[5]		5[7]	~ 1[8]	2,5[9]
	< 0,01[3]	0,23[1]		12[6]			
Hemmung der bedingten Flucht-reaktion		0,3[18]			2,7[19]		
	0,12[17]		1[5]	1[18] .		~ 0,7[8]	1,6[9]
		0,6[17]			3,7[20]		
Hemmung des emotionellen Verhaltens	—	—	—	—	—	—	—

[1] TEDESCHI et al. (1958)
[2] FELLOWS und COOK
[3] SANDBERG
[4] ARRAGONI-MARTELLI und KRAMER
[5] COURVOISIER et al. (1957 b)
[6] MØLLER-NIELSEN et al.
[7] BURKE et al.
[8] COURVOISIER et al. (1958)
[9] COURVOISIER et al. (1957 c)
[10] TAESCHLER und CERLETTI (1958)
[11] SWINYARD et al.

am ehesten mit den extrapyramidalen Nebenwirkungen dieser Verbindungen korreliert werden konnte. Dagegen war die Hemmung des emotionellen Verhaltens der Tiere, geprüft an Hand der emotionell ausgelösten Defäkation, von solchen Kriterien weitgehend unabhängig. So hemmte z. B. Thioridazin die Defäkation wesentlich stärker, als die bedingte Fluchtreaktion, umgekehrt dämpften Perphenazin und Thiopropazat die Fluchtreaktion weit stärker und in kleineren Dosen, als die Defäkation, während Chlp. und Prochlorperazin etwa gleichstarke Wirkungen auf beide Tests hatten. Dieses Verhalten entspricht ungefähr der Wirksamkeit dieser Verbindungen in ihren therapeutischen bzw. extrapyramidalen Einflüssen am Menschen. Die therapeutische neuroleptische Wirksamkeit solcher Stoffe wird daher, nach Auffassung der Autoren, im Tierversuch nicht durch die Beeinflussung der bedingten Fluchtreaktion, der motorischen Aktivität oder durch den Katalepsie-erzeugenden Einfluß widergespiegelt, sondern vor allem durch die Hemmwirkung auf das emotionelle Verhalten der Tiere.

Fluchtreaktion und des emotionellen Verhaltens durch Phenothiazinderivate.
vgl. Tabelle 1)

Mepazin	Thioridazin	Perazin	Prochlorperazin	Trifluoperazin	Perphenazin	Fluphenazin	Thiopropazat	Chlorprothixen
0,04[3]	0,26[10]		1,9[12]	6,3[14]	8,4[15]		10[16]	
		—	0,8[1]	1,6[6]	13[4]	—		6[6]
0,03[1]	1[11]		1[13]		21[3]		7,3[12]	
1[20]	0,13[12]				13,7[15]		10[16]	
		~0,3[18]	2,4[12]	10[14]	10[4]	—		~1[21]
0,3[17]	0,8[20]				11[12]		8[12]	
—	0,6[12]	—	2,9[12]	—	4,3[12]	—	5,1[12]	—

[12] TAESCHLER et al.
[13] COURVOISIER et al. (1957 d)
[14] TEDESCHI et al. (1959 a)
[15] ROTH et al. (1959)
[16] STONE et al.
[17] DESCI
[18] WIRTH et al. (1958)
[19] PIALA et al.
[20] BHARGAVA und OM CHANDRA
[21] MØLLER-NIELSEN und NEUHOLD

5. Biochemische Wirkungen im Zentralnervensystem

Phenothiazin und seine Derivate sind, chemisch betrachtet, lipoidlösliche, oberflächenaktive Verbindungen mit starken Reaktionsmöglichkeiten. Es ist daher zu erwarten, daß sie zahlreiche Einflüsse auf biochemische Systeme in vitro und teilweise auch in vivo entfalten.

a) Beeinflussung der Gewebsatmung, der oxydativen Phosphorylierung, des Phospholipoidstoffwechsels und verschiedener Enzyme

Die Beeinflussung der Gewebsatmung, der oxydativen Phosphorylierung, der Aktivität verschiedener Enzyme und Enzymsysteme sowie des Phospholipoidstoffwechsels des Gehirnes durch Phenothiazinderivate, besonders durch Chlp. wurde in letzter Zeit durch RICHTER, DOMINO (1962 b) sowie BAIN und MAYER referiert.

Faßt man die zahlreichen Befunde zusammen, so kann folgendes festgestellt werden: Die Hemmwirkungen, die Chlp. und andere Phenothiazinderivate auf Enzymsysteme ausüben, die Flavinadenindinukleotid (FAD) als prosthetische Gruppe enthalten, scheinen für diese Verbindungen ziemlich spezifisch zu sein (HELPER et al.; DAWKINS et al.). Dabei scheint Chlp. als echter Flavinantagonist fungieren zu können (Löw, siehe auch YAGI et al., 1956), wie auch umgekehrt FAD imstande sein soll, die EEG-Wirkungen von Chlp. aufzuheben (YAGI et al., 1960). Diese Eigenschaft der Phenothiazinderivate in Verbindung mit ihrer Eigenschaft, die Permeabilität der Zelloberfläche herabzusetzen (SPIRTES und GUTH, 1961, 1963; FREEMANN und SPIRTES), könnte vielleicht ihren Einfluß auf die Enzyme der Atmungskette und die Entkoppelung der oxydativen Phosphorylierung (Lit. siehe RICHTER, sowie DOMINO, 1962 b) erklären. Auch die Hemmwirkung hoher Dosen von Chlp. (10^{-2} mol.) auf die normale Gewebsatmung (COURVOISIER et al., 1953) oder auf die Atmung von Gehirnschnitten, die durch Kalium-Ionen (QUASTEL) oder durch elektrische Reizung (MCILWAIN und GREENGARD) sensibilisiert wurden, könnte durch die erwähnten Eigenschaften der Phenothiazinderivate erklärt werden. Dennoch bleibt es zweifelhaft, ob die pharmakologisch und klinisch so außerordentlich selektiven Wirkungen dieser Stoffe auf das ZNS mit den genannten biochemischen Eigenschaften zusammenhängen können, von denen manche nur in vitro nachweisbar sind. So haben z. B. GRENELL et al. keinen Anhaltspunkt dafür gefunden, daß Chlp. auch in vivo die oxydative Phosphorylierung im Rattenhirn entkoppelt. Zur Erzielung anderer Wirkungen wurden oft Dosen verwendet, welche die üblichen pharmakologischen und klinischen bei weitem überschreiten. Es ist daher von großem Interesse, daß Phenothiazinderivate in Dosen, die den klinisch üblichen sehr nahe kommen, den Phospholipoid-Stoffwechsel des Gehirnes nicht nur in vitro, sondern auch in vivo tiefgreifend beeinflussen (Lit. darüber siehe RICHTER; DOMINO, 1962 b; ROSSITER). Ob diesen Wirkungen praktische Bedeutung zukommt, kann allerdings zur Zeit nicht entschieden werden, insbesondere, da manche Befunde sich noch zu widersprechen scheinen.

Sicherlich stellt die Feststellung von DESCI, daß zwischen der Fähigkeit von Phenothiazinderivaten, in vivo die oxydative Phosphorylierung zu entkoppeln und ihrer Eigenschaft, bedingte Reflexe zu hemmen und den Hexobarbitalschlaf zu verlängern, eine sehr gute Korrelation bestehe, eine sehr interessante Beobachtung dar, der praktische Wert einer solchen Beziehung zwischen den Wirkungen muß jedoch als unsicher bezeichnet werden. Das geht schon aus der Feststellung von TAESCHLER et al. hervor, daß zwischen der Wirkung von Phenothiazinderivaten auf bedingte Reflexe bzw. auf die Narkosedauer und ihrer klinischen Brauchbarkeit keine Korrelation besteht. SEEMAN und BIALY glauben dagegen eine derartige Beziehung zwischen der Fähigkeit von Phenothiazinderivaten, die Oberflächenspannung herabzusetzen und ihrer klinischen Wirksamkeit feststellen zu können.

Von unmittelbarer Bedeutung sind zur Zeit wohl nur biochemische Wirkungen der Phenothiazinderivate auf den Stoffwechsel von körpereigenen Substanzen, die als Überträgerstoffe für nervöse Impulse im Gehirn in Frage kommen. Diese Wirkungen sollen daher im folgenden etwas ausführlicher besprochen werden.

b) Acetylcholin-Stoffwechsel

Dobkin et al. berichteten, daß Chlp. die Acetylcholin-Freisetzung im Katzenhirn hemmt. Ein analoges Verhalten wurde von den Autoren auch an corticalem Gewebe vom Menschen beobachtet, das bei Lobotomien an schizophrenen Patienten gewonnen worden war. Solche Beobachtungen gewinnen an Interesse im Zusammenhang mit einem Befund von Whittaker, daß Chlp. bei Inkubation in vitro die Acetylcholin-haltigen synaptischen Bläschen aus Nervengewebe stabilisiert. Solche Wirkungen wurden mit Chlp.-Konzentrationen von 10^{-5} mol. beobachtet. Freilich ist es nicht bekannt, ob diese Wirkung wirklich für Phenothiazinderivate spezifisch, oder nur der Ausdruck ihrer membranabdichtenden Eigenschaften ist (Spirtes und Guth, 1961, 1963), wobei Toman sogar die Frage aufwirft, ob diese Membranstabilisierung nicht einfach durch Proteindenaturierung zustande komme, was ja genügen würde, um alle osmotischen Vorgänge zu verhindern.

c) Noradrenalin, Dopamin und 5-HT-Stoffwechsel

Zahlreicher als über Acetylcholin sind Berichte über die Beeinflussung der „Gehirnamine" Noradrenalin, Dopamin und 5-HT durch Phenothiazinderivate. Die Konzentration dieser Amine im Gehirn wird allerdings durch Chlp. nicht verändert (Vogt, 1957; Brodie et al., 1956 b; Ehringer et al., 1960; Holzer und Hornykiewicz; Gey und Pletscher, 1961 a; Pletscher und Gey, 1959, 1960; Starbuck und Heim). Daß aber die unveränderte Konzentration dieser Amine im Gehirn nicht unbedingt das Fehlen jeder Wirkung des Chlp. auf ihren Stoffwechsel bedeuten muß, zeigte sich, als Cammanni et al. (1959) fanden, daß Chlp. die Schutzwirkung des MAO-Hemmkörpers Iproniazid gegen die Reserpin-bedingte Catecholaminfreisetzung aus dem Nebennierenmark aufheben kann. Dieser Befund wurde bald auch für den Noradrenalingehalt im Gehirn bestätigt (Ehringer et al., 1960; Pletscher und Gey, 1960). Die letztere Autorengruppe fand auch, daß Chlp. die Steigerung des Noradrenalin-Gehaltes im Rattenhirn durch Iproniazid verhindern kann; dagegen war Chlp. unwirksam gegenüber der durch Iproniazid bewirkten Dopamin-Steigerung (Gey und Pletscher, 1961 a, b). Der 5-HT-Gehalt des Gehirnes verhielt sich analog dem Noradrenalin (Bartlet; Ehringer et al., 1960; Pletscher und Gey, 1960). Das gleiche wie für Chlp. gilt auch für Chlorprothixen (Gey und Pletscher, 1961 a, b). Auch die durch Reserpin bedingte Freisetzung von

5-HT wird durch Chlp. am Rattenhirn abgeschwächt; dieser Reserpin — Chlp.-Antagonismus zeigte sich allerdings nur in den ersten Stunden der Reserpinwirkung (PLETSCHER und GEY, 1960) und war 16 Std später nicht nachweisbar (EHRINGER et al., 1960). Auch der sonst post mortem beobachtete Anstieg des 5-HT nach in vivo Injektionen von 5-Hydroxytryptophan wurde durch Chlp. vermindert (GEY und PLETSCHER, 1961 a; 1962 a). SCHANBERG und GIARMAN fanden auch, daß Chlp. die Konzentration der freien an subcelluläre Teilchen nicht gebundenen Fraktion des Gehirn-5-HT erhöht.

Diese Reihe von Befunden bewies erstmals, daß Chlp., und wahrscheinlich auch andere Phenothiazinderivate, den Gehirnamin-Stoffwechsel sehr wohl beeinflussen können. Die Chlp.-Wirkung konnte weder durch Hemmung der Monoaminooxydase (MAO) (EHRINGER et al., 1960), noch der DOPA- oder 5-HTP-Decarboxylase des Gehirnes (GEY et al., 1961) erklärt werden. HORNYKIEWICZ et al. wiesen allerdings darauf hin, daß ein Teil dieser Wirkungen in vivo auf die durch Chlp. bewirkte Hypothermie zurückgeführt werden muß.

Es besteht wohl auch ein Zusammenhang zwischen den oben angeführten, mit pharmakologisch üblichen Dosen von Chlp. erzielten Ergebnissen und Versuchen in vitro, in denen Chlp. die Aufnahme von Catecholaminen und 5-HT in Zellen, bzw. Zellorganellen hemmte (Blutplättchen, Granula des Nebennierenmarkes, Gehirnschnitte; Lit. siehe GEY und PLETSCHER, 1964). Allerdings muß man bei in vitro-Versuchen bedenken, daß, wie schon erwähnt wurde, eine unspezifische, die Membranen stabilisierende Wirkung von Chlp. dabei eine Rolle spielen kann.

Weiteren Aufschluß über Stoffwechselwirkungen auf die Gehirnamine mit therapeutisch üblichen Dosen von Chlp. lieferten Versuche, in welchen D,L-2^{14}C-Dihydroxyphenylalanin (= DOPA) verwendet wurde und durch Bestimmung der sauren Stoffwechselprodukte der daraus entstehenden Gehirn-Catecholamine ein genauerer Einblick in ihren Umsatz im Gehirn gewonnen wurde (GEY und PLETSCHER, 1964). Es wurde dabei eine Erhöhung der Konzentration der ^{14}C-Phenolcarbonsäurefraktion und eine Erniedrigung der Fraktion der ^{14}C-Monoamine nach Chlp. gefunden, woraus geschlossen werden kann, daß dieser Stoff den enzymatischen Abbau der aus zugeführten DOPA gebildeten Amine, insbesondere des Noradrenalins, begünstigt. Schon früher hatten AXELROD et al. (1961 b) bzw. HERTTING et al. (1961) gezeigt, daß Chlp. den Umsatz von exogenem Noradrenalin beschleunigt bzw. seine Aufnahme in die peripheren Speicher blockiert (vergleiche auch MARTIN et al., 1960). ANDÉN et al. (1964 b) haben den Einfluß von Chlp. auf die Konzentration von *endogenen* Phenolcarbonsäuren im Gehirn studiert und gefunden, daß auch diese, und zwar unabhängig von der Hypothermie, durch Chlp. gesteigert werden (vgl. auch BERNHEIMER und HORNYKIEWICZ, 1965). In diesem Zusammenhang fügt sich auch der Befund von CARLSSON und LINDQVIST ein, daß die nach Hemmung der Gehirn-MAO eintretende Steigerung der Catecholaminmetaboliten (3-Methoxytyramin und Normetanephrin) durch kleine Dosen von Chlp. (5 mg/kg) bzw. Haloperiodol (0,5 mg/kg) verstärkt wurde, während Phenoxybenzamin und Promethazin unwirksam waren.

Es erscheint im übrigen wahrscheinlich, daß die beobachteten Veränderungen des DOPA-Stoffwechsels auch die Grundlage für die klinisch beobachtete erhöhte Bildung und Ablagerung von Melanin in der Haut sind, die bei dauernder Einnahme von Chlp. unter der Einwirkung von Sonnenbestrahlung beobachtet werden (siehe z. B. SATANOVE).

Stellt man die Befunde über die Beeinflussung des Gehirnamin-Stoffwechsels durch Chlp. und andere Phenothiazinderivate in einen größeren Zusammenhang, so läßt sich folgende Hypothese vertreten: Auf Grund elektrophysiologischer und klinischer Befunde (siehe dieser Abschnitt, Punkt 3 und 6) muß man wohl die Hauptangriffspunkte für solche Stoffe im Gehirn in die Formatio reticularis, den Hypothalamus, die Kerne des extrapyramidalen Systems und eventuell auch des limbischen Systems verlegen. Es ist sicher auffällig, daß gerade auch in diesen Hirnregionen die Catecholamine Noradrenalin und Dopamin besonders angereichert sind: Noradrenalin im zentralen Grau des Mittelhirns, im Hypothalamus etc. (VOGT, 1954); Dopamin im Nucl. caudatus und im Putamen (BERTLER und ROSENGREN), ferner in der Substantia nigra und im Pallidum (EHRINGER und HORNYKIEWICZ; HORNYKIEWICZ, 1963) und schließlich 5-HT außer in diesen Regionen zugleich auch im limbischen System (BOGDANSKI et al., 1957). Diese Entsprechung zwischen der Lokalisation der Gehirnamine und den Wirkungsorten des Chlp. im Gehirn gibt den biochemischen Befunden über Beeinflussung des Stoffwechsels dieser Amine durch Chlp. ein besonderes Gewicht. Es läge nahe, darin den *biochemischen Wirkungsmechanismus* der zentralen Phenothiazinwirkungen zu sehen, dies um so mehr, als die Existenz „noradrenerger" Mechanismen der Erregungsübertragung innerhalb des reticulären Systems (siehe ROTHBALLER), bzw. „dopaminerger" Neurone innerhalb des extrapyramidalen Systems (siehe HORNYKIEWICZ, 1964 b, c) ernstlich diskutiert wird.

Es muß allerdings nachdrücklich festgestellt werden, daß vorläufig nur indirekte Hinweise für eine solche Hypothese vorliegen. Es muß auch unentschieden bleiben, ob die Phenothiazinderivate ihre Wirkung auf die Catecholamine im Gehirn letztlich durch Blockade der Catecholamin-Receptoren im Gehirn ausüben (analog ihrer peripheren adrenolytischen Wirkung) oder ob die Wirkung durch Verhinderung der Speicherung neugebildeter Monoamine (GEY und PLETSCHER, 1964) oder des Abtansportes ihrer Abbaustufen (ANDÉN et al., 1964 b) hervorgerufen wird.

Tabelle 4. *Katalepsie-erzeugende Wirkung von Phenothiazinderivaten*
(Bedeutung der Zahlen

	Pro-methazin	Pro-mazin	Metho-promazin	Acepro-mazin	Fluo-promazin	Tri-meprazin	Levo-mepro-mazin
Katalepsie	—	<1[18]	—	<1[18]	—	—	~1[9]
Neuroleptische Wirksamkeit[30]	—	0,3—0,5	—	—	~2—3	—	0,6—0,9

[30] HAASE und JANSSEN

6. Extrapyramidale motorische Störungen beim Menschen und Katalepsie beim Tier

a) Extrapyramidal-motorische Störungen beim Menschen

Nach chronischer Anwendung vieler Phenothiazinderivate wird beim Menschen fast regelmäßig das Auftreten von Symptomen beobachtet, wie man sie beim Parkinsonsyndrom (postencephalitischer Parkinsonismus bzw. M. Parkinson) immer findet. Zu diesen Phenothiazinwirkungen gehören: Willensschwäche (Abulie), Antriebslosigkeit zur spontanen Bewegung (Akinese), Steifheit der Muskulatur (Rigidität), Hypomimie und fast immer Tremor, der sich vom feinschlägigen Fingertremor bis zum heftigen Schüttel-tremor äußern kann.

Auch ein hyperkinetisch-hypertonisches bzw. dyskinetisches Syndrom kann sich nach chronischen Gaben von Phenothiazinderivaten einstellen: Akathisie (Unfähigkeit eine Ruhestellung wie Liegen, Sitzen oder Stehen beizubehalten), Tasikinese (Zwang zum unaufhörlichen Herumgehen oder Auf-der-Stelle-treten). Auch Blickkrämpfe, Trismus, krampfartiges Vor-strecken der Zunge, Torticollis, Verdrehungen der Arme und Beine sowie Opisthotonus kommen vor.

Alle diese Erscheinungen können schon zu Anfang der Kur auftreten, oder sie stellen sich erst sehr spät ein. So bedrohlich sie aussehen mögen, so verlaufen sie meist harmlos (s. jedoch G 2) und können so wie echte Par-kinsonsymptome durch die gewöhnlichen Anti-Parkinson-Mittel günstig be-einflußt werden.

Extrapyramidale Nebenwirkungen sind besonders ausgeprägt bei Deri-vaten mit einer Methyl-Piperazin-Seitenkette (Thioperazin, Butyrylperazin etc.). Beim Thioridazin, das ebenfalls als Psychotolyticum verwendet wird, sind sie dagegen sehr gering. Völlig fehlen sie aber auch hier nicht; es muß dabei aber bedacht werden, daß die Piperazinderivate in bedeutend gerin-gerer Dosierung angewendet werden.

bei Tieren und die neuroleptisch-therapeutische Wirksamkeit am Menschen vgl. Tabelle 1)

Mepazin	Thioridazin	Perazin	Prochlorperazin	Trifluoperazin	Perphenazin	Fluphenazin	Thiopropazat	Chlorprothixen
—	~ 0,1[10]	< 1[18]	2[12] 3—4[13]	8[14]	16[12]	—	8[12]	—
—	0,5—0,7	0,5—0,7	~ 4	~ 10—20	10	20—40	—	0,6—0,9

Die extrapyramidal-motorischen Wirkungen der Phenothiazinderivate sind von besonderem Interesse, weil manche Autoren sie für den Behandlungserfolg bei Schizophrenie für wesentlich halten. Dabei sei es nicht notwendig, daß sehr auffallende Symptome auftreten, es genüge vielmehr dazu die Erzeugung z. B. ganz feiner Schreibstörungen (siehe z. B. HAASE; HAASE und JANSSEN; BRUNE et al., 1962 a, b). Von anderen Autoren wird dieses Konzept nicht anerkannt (vgl. z. B. GOLDMAN; COLE und CLYDE) und die Beziehung zwischen der Stärke der extrapyramidalen Wirkungen und der psychotolytischen Eigenschaft geleugnet (ARNOLD).

b) Katalepsie bei Tieren

Das Symptom der „Katalepsie", das besonders bei kleinen Nagetieren mit Phenothiazinderivaten hervorgerufen werden kann, besteht in einer hochgradigen motorischen Antriebslosigkeit bei gleichzeitig erhöhtem Muskeltonus. Man kann den Tieren alle möglichen unnatürlichen Stellungen des Körpers und der Extremitäten passiv geben, ohne daß diese spontan korrigiert werden. Über dieses Phänomen besteht im Zusammenhang mit dem Alkaloid Bulbokapnin eine überaus große Literatur (vergleiche BRÜCKE, 1935, 1936; ZETLER und MOOG). Die Methoden zur Erzeugung künstlicher Katalepsie sind erst kürzlich von STUMPF sehr gut zusammengestellt worden. Keinesfalls sollte für den bei Tieren erzeugten Zustand der Ausdruck „Katatonie" verwendet werden, da es mehr als fraglich ist, ob dieses Syndrom mit dem bei Schizophrenie auftretenden Zustand irgend etwas zu tun hat, obwohl DE JONG dies angenommen hat (DE JONG und BURUK).

Phenothiazinderivate erzeugen auch bei hochentwickelten Säugetieren, wie Katzen und Affen, Katalepsie, und bei diesen Tierarten ist die Ähnlichkeit mit dem therapeutisch am Menschen erzeugten Parkinsonsyndrom recht deutlich: z. B. können bei Affen „hysteriforme", „theatralische" Hyperkinesien beobachtet werden. Selbst Vögel zeigen Katalepsie, nur bei Kaltblütern scheint Chlp. ohne Wirkung auf das motorische System zu bleiben, diese sterben in völlig schlaffer Lähmung. Es ist wiederholt diskutiert worden, inwieweit Katalepsie und Parkinsonismus analoge Erscheinungen seien.

TAESCHLER et al. glauben, daß eine Parallelität zwischen den beiden Syndromen besteht. Dafür spricht, daß gerade jene Phenothiazinderivate, die besonders starke Parkinson-ähnliche Nebenwirkungen haben, auch bei Ratten die stärksten Grade von Katalepsie hervorrufen; ferner, daß man mit den gleichen Mitteln das Parkinsonsyndrom und die Katalepsie bessern kann (ZETLER et al.); so können selbst Phenothiazinderivate, die als Anti-Parkinsonmittel verwendet werden (z. B. Diethazine), die künstliche Katalepsie aufheben. Schließlich kann man bei Katzen durch Einbringung einer Aluminiumpaste in das Caput nuclei caudati ganz ähnliche Bilder erzeugen wie durch Chlp. (SPIEGEL und SZEKELY). Die Beobachtung, daß die Katalepsie sehr bald nach der Verabreichung der Phenothiazinderivate auftritt, während es zur Ausbildung des menschlichen Parkinsonsyndroms gewöhnlich einer längerdauernden Kumulation bedarf, beruht offenbar auf der verschiedenen Dosierung in beiden Fällen. Der Hauptunterschied zwischen Katalepsie und Parkinsonismus ist wohl in der enorm gesteigerten Akinese bei Katalepsie zu sehen und es ist daher verständlich, daß französische Autoren von einer Mischung von Parkinsonismus und „Katatonie" gesprochen haben.

c) Biochemische Gesichtspunkte bei der Phenothiazin-Wirkung auf das extrapyramidale System

Seit man in letzter Zeit dem Parkinsonsyndrom des Menschen von der biochemischen Seite näher gekommen ist, wird es auch möglich, Überlegungen über die Biochemie des Phenothiazin-Parkinsonismus anzustellen.

MONTAGU und etwas später CARLSSON et al. (1958) sowie auch SCHÜMANN (1959) haben gezeigt, daß im Gehirn Dopamin (3-Hydroxytyramin) vorkommt und BERTLER und ROSENGREN konnten die spezifische Lokalisation dieses Amins im Nucl. caudatus und im Putamen verschiedener Tiere nachweisen. Diese wurde auch für das Gehirn des Menschen bestätigt (SANO et al.; EHRINGER und HORNYKIEWICZ; BERTLER, 1961 a) und auf die Substantia nigra und das Pallidum externum ausgedehnt (HORNYKIEWICZ, 1963, 1964 a).

HORNYKIEWICZ u. Mitarb. haben seit 1960 in einer Reihe von Arbeiten gezeigt, daß beim Parkinsonsyndrom des Menschen (insbesondere beim postencephalitischen Parkinsonismus) ein signifikanter Dopaminmangel im Corpus striatum (Nucleus caudatus und Putamen) (EHRINGER und HORNYKIEWICZ; BERNHEIMER et al.) und in der Substantia nigra (HORNYKIEWICZ, 1963) besteht. BARBEAU et al. (1961) haben andererseits gefunden, daß Parkinsonkranke weniger Dopamin im Harn ausscheiden als normale Kontrollpatienten. Es konnte auch wahrscheinlich gemacht werden, daß der Dopaminmangel eine für das Parkinsonsyndrom recht spezifische biochemische Veränderung in den Kernen des extrapyramidal-motorischen Systems darstellt (siehe HORNYKIEWICZ, 1966 a). Aus Versuchen, bei denen der Dopamingehalt der extrapyramidalen Zentren durch Gaben von DOPA gesteigert wurde, wobei gleichzeitig eine deutliche Besserung der Parkinson-Akinese (BIRKMAYER und HORNYKIEWICZ, 1961, 1962, 1964) bzw. des Parkinson-Rigors (BARBEAU et al., 1962) eintrat, kann geschlossen werden, daß besonders das Symptom der Akinese mit dem Dopaminmangel im Corpus striatum zusammenhängen dürfte (weitere Literatur über den DOPA-Einfluß auf die Symptomatik des Parkinson-Syndroms siehe II C, 6 b). Das Wesen des Phenothiazin-Parkinsonismus könnte darin liegen, daß diese Stoffe, wie oben (siehe dieser Abschnitt, 5 c) erwähnt wurde, den Catecholaminstoffwechsel entweder in dem Sinne beeinflussen, daß sie die Aufnahme des neugebildeten Catecholamins in die Speicherstrukturen hemmen oder die spezifischen Receptoren für Catecholamine blockieren. In dieser Hinsicht wäre das Aufzeigen einer Korrelation zwischen der Wirkungsstärke von Phenothiazinderivaten auf das extrapyramidale System und an den „Dopaminreceptoren" des Gehirns von großer praktischer Bedeutung.

HIMWICH und RINALDI haben allerdings eine andere Erklärung für die Parkinson-erzeugende Wirkung der Phenothiazinderivate vorgeschlagen. Auf Grund ihrer Beobachtung, daß Chlp. in hohen Dosen die elektrische Aktivität des aszendierenden reticulären Systems bei Kaninchen steigerte (RINALDI und HIMWICH, 1955 a; siehe dieser Abschnitt, 3 a), glauben sie, daß auch beim Menschen nach chronischer Zufuhr von Chlp. eine Hyperaktivität des aszendierenden reticulären Systems eintreten könne, wobei sie allerdings zusätzlich annehmen müssen, daß diese Hyperaktivität auch das deszendierende reticuläre System betrifft. In der unkoordinierten Hyperaktivität der deszendierenden reticulären Mechanismen sehen die Autoren die wesentliche Ursache einiger extrapyramidaler Symptome nach Gabe von Phenothiazinderivaten.

Die Vorstellung von HIMWICH und RINALDI muß jedoch mit den oben entwickelten biochemischen Anschauungen keineswegs unvereinbar sein. Es wurde mehrfach gezeigt, daß experimentell gesetzte Verletzungen innerhalb der Formatio reticularis (VERNIER und UNNA) oder des Tegmentum mesencephali (WARD et al.) bzw. Reizung reticulärer Strukturen (FOLKERTS und SPIEGEL) bei Affen Parkinson-ähnliche Symptome, vor allem Tremor, auslösen und FOLKERTS und SPIEGEL nehmen zur Erklärung dieser Phänomene an, es handle sich um Folgen eines Ausfalles der Kontrolle höherer Zentren (Substantia nigra) über die Mechanismen des retikulären Systemes. Da aber die Stellen, deren Zerstörung zu extrapyramidalen Symptomen führt, mit jenen identisch sind, in denen man „dopaminerge" (Substantia nigra) oder „noradrenerge" (Formatio reticularis) Überträgermechanismen vermutet, so liegt es nahe anzunehmen, daß Chlp. durch funktionelle Blockade dieser Gebiete zu ähnlichen (Parkinson-)Symptomen führen würde, wie die elektrische Coagulation.

7. Wechselbeziehungen zwischen Phenothiazinderivaten und anderen zentral wirkenden Pharmaka

a) Narcotica und Hypnotica

An Tieren haben Courvoisier et al. (1953) als erste den potenzierenden Effekt von Chlp. auf die Äthernarkose, sowie auf die Schlafdauer nach Barbituraten beschrieben (Mäuse, Meerschweinchen). Ähnliche Befunde wurden bald darauf von Zipf und Alstädter, Kopera und Armintage und anderen erhoben. Auch am Menschen verstärken Chlp. und andere Phenothiazinderivate die Wirkung von Schlaf- und Narkosemitteln (Laborit und Huguenard, 1952; Staehelin und Kielholz; Zettler). Moyer fand allerdings, daß die Verstärkung der Narkose durch Phenothiazinderivate von Patient zu Patient schwanken kann. Chlp. führt zur Verstärkung der zentralen Wirkungen von Äthylalkohol sowohl bei Tieren (Graham et al.), als auch beim Menschen (Zirkle et al.; Burge).

b) Zentral erregende Stoffe, Krampfgifte, Physostigmin

Die zentral erregenden Wirkungen von Amphetamin und Methylphenidat, die sich sowohl im Verhalten, als auch in der EEG-Weckreaktion äußern, werden durch Chlp. gehemmt (Bradley und Hance). Die Toxicität des Amphetamins an Mäusen, besonders wenn diese in Gruppen gehalten werden, wird durch Chlp. deutlich gesenkt (Lasagna und McCann; Burn und Hobbs). Das gleiche gilt für Methylphenidat und Pipradol (Bradley). Die desynchronisierende Wirkung von Nicotin auf das EEG (Longo et al.)

Tabelle 5. *Hemmung der Aktivitäts-steigernden bzw. toxischen Wirkung durch Phenothiazinderivate.*

	Pro-methazin	Pro-mazin	Metho-promazin	Ace-promazin	Fluo-promazin	Tri-meprazin	Levo-mepro-mazin
Hemmung der Amphetamin-hyperaktivität	—	—	—	—	1[19]	—	0,5[25]
Amphetamin-entgiftung	—	—	—	—	1[19]	—	—
Potenzierung der Narkose	~0,2	0,3[18] 0,5[3]	1[5]	~1[3] >1[18]	—	~1[8]	~2[9] ~1[26]
Potenzierung der Morphinanalgesie	—	—	1[5]	—	~1[19]	0,6[8]	1,6[5]

[25] Leslie und Maxwell

oder von Apomorphin (BRÜCKE et al., 1957 a) sowie die krampferregende Wirkung von Nicotin (LONGO et al.) und Cocain (MEIDINGER; BOGDANSKI und SPECTOR) wird durch Chlp. verhindert. Dagegen wird die krampfauslösende Wirkung von Strychinin (COURVOISIER et al., 1953; TRIPOD et al.; SCHALLEK et al.) sowie von Coffein (MEIDINGER) und Cardiazol (TRIPOD et al.; SCHALLEK et al.) durch Chlp. nicht beeinflußt. Bei Kaninchen senkte Chlp. die Frequenz des unter Physostigmin auftretenden regelmäßigen ϑ-Rhythmus des Hippocampus-EEG (BRÜCKE et al., 1958).

c) Beeinflussung der zentralen Morphinwirkungen

α) Analgesie

COURVOISIER et al. (1953) fanden, daß bei Kombinationen mit Chlp. die analgetische Wirkung von Morphin bei Mäusen verstärkt wurde. Diese Beobachtung bestätigten WIRTH sowie SCHNEIDER. Dagegen konnten KOPERA und ARMITAGE keine Potenzierung der analgetischen Morphinwirkung feststellen. Am Menschen scheint die Verstärkung gesichert zu sein (ZETTLER; STAEHELIN und KIELHOLZ; SADOVE et al.). FRIEBEL und REICHLE fanden, daß Chlp. selbst (an Mäusen) analgetisch wirkt. Klinisch wird vor allem dem Levomepromazin eine analgetische Eigenwirkung zugeschrieben.

β) Durch Morphin bedingte zentrale Erregung

An Katzen, aber auch an Mäusen verursacht Morphin bekanntlich einen Zustand starker zentraler Erregung. Chlp. und andere Phenothiazinderivate

von Amphetamin sowie Potenzierung gegenüber Narcoticis und Morphin (Bedeutung der Zahlen vgl. Tabelle 1)

Mepazin	Thioridazin	Perazin	Prochlorperazin	Trifluoperazin	Perphenazin	Fluphenazin	Thiopropazat	Chlorprothixen
—	0,23[10]	0,3[18]	3,6[25]	5[25]	—	—	—	—
—	0,4[11]	—	—	—	—	—	5,6[16]	~1[21]
~0,5[3]	~1[23] 3,6[10]	—	2,5[12] 0,5[13] ~1[3]	—	~1[15] 1,4[12]	—	0,4[16] 1,2[12]	~1[21]
—	—	—	~0,4[13]	—	—	—	—	>1[21]

[26] GOWDEY et al.

verhindern diese Morphinwirkung bei Katzen (LOEWE) und auch bei Mäusen (KOUZMANOFF et al.). Dabei werden allerdings die biochemischen Auswirkungen der Morphinerregung durch Chlp. nicht beeinflußt (vergleiche dieser Abschnitt, 2 e).

D. Endokrine Wirkungen

Eine etwas genauere Besprechung der endokrinen Wirkungen von Chlp. bzw. anderen Phenothiazinderivaten findet man in der Übersicht von DOMINO (1962 b) sowie bei BRAUCHITSCH.

Hohe Dosen von Phenothiazinderivaten können bei Frauen zu Amenorrhoe führen (CLARK und JOHNSON). Auch eine Hinausschiebung der Ovulation und der Menstruation durch Chlp. wurde beobachtet (WHITELAW). Chlp. beeinflußt die Ausscheidung einer Reihe von Hormonen im Harn: So wird die Ausscheidung von Gonadotropinen, von Oestradiol, Oestron und Oestriol sowie von Pregnandiol ebenso vermindert wie die Ausscheidung der Gesamt-17-Hydroxycorticoide. Dagegen wird diejenige der Gesamt-17-Ketosteroide nicht beeinflußt. Dies tritt bei normalen Frauen, bei Graviden und im Klimakterium in gleicher Weise ein (SUZUKI et al.). Da Chlp. die Gonadotropinausscheidung auch bei Schwangeren vermindert, scheint seine Wirkung sowohl zentral (Hypophyse) als auch peripher (Chorion) zu sein.

Phenothiazinderivate verursachen sowohl beim Menschen (z. B. nach HOOPER et al.) als auch bei Tieren (SULMAN) eine abnorme Laktation. Bei Ratten setzt Chlp. Luteotropin aus der Adenohypophyse frei, was zum Auftreten von Scheinschwangerschaft führt (BARRACLOUCH und SAWYER). Beim Frosch wird das Melanocyten-stimulierende Hormon aus der Hypophyse freigesetzt (SCOTT und NADING).

Über die Wirkung der Phenothiazinderivate auf die *Niere* gehen die Meinungen auseinander. Beim Menschen wurde meist ein diuretischer Einfluß gesehen, bei mit Wasser belasteten Ratten beschrieb ein Teil der Autoren diuretische, ein anderer antidiuretische Wirkungen (Lit. siehe bei DOMINO, 1962 b).

Die durch „Stress" bedingte Ausschüttung von Ascorbinsäure aus der Nebennierenrinde — ein offenbar zentral bedingter Mechanismus — wird nach MAFOUZ und EZZ durch Chlp. verhindert. Dieser Befund widerspricht allerdings einer früheren Beobachtung von HOLZBAUER und VOGT (1954), wonach Chlp. in dieser Beziehung bei Ratten wirkungslos sei (siehe auch NASMYTH, 1955).

Von den meisten Autoren werden die endokrinen Wirkungen des Chlp. als Hinweis darauf betrachtet, daß dieser Stoff die Hypophyse und den Hypothalamus hemme.

E. Das Schicksal der Phenothiazinderivate im Organismus

Es ist im Rahmen dieser Darstellung unmöglich, auf dieses komplexe Problem erschöpfend einzugehen. Es muß auf die Veröffentlichung des Pharmacology Service Center (1961) U.S. National Institute of Mental Health, Bethesda, hingewiesen werden, in der über hundert Arbeiten referiert werden. Auch in dem Artikel von DOMINO (1962 b) findet man eine Besprechung einiger wichtiger Arbeiten. Tatsächlich ist das Schicksal, welches Phenothiazinderivate im tierischen und menschlichen Organismus erfahren, gegenwärtig nur wenig bekannt. SALZMAN und BRODIE identifizierten beim Hund und beim Menschen Chlp.-Sulfoxyd als eines der Stoffwechselprodukte. POSNER hat jedoch darauf hingewiesen, daß Chlp. nicht bloß zum Sulfoxyd, sondern auch zum demethylierten Sulfoxyd, zum N-Oxyd, zu phenolischen Abkömmlingen sowie zu den entsprechenden Glucuroniden umgewandelt werden kann. Auf dem Papierchromatogramm von menschlichem Harn, nach Einnahme von Chlp. oder Promazin, konnte der Autor 15 verschiedene Stoffwechselprodukte feststellen. Wenn auch Chlp.-Sulfoxyd schwächer wirksam ist als Chlp. selbst (MORAN und BUTLER), so ist es doch nicht ausgeschlossen, daß einige noch ganz unbekannte Metaboliten sogar stärker wirksam sein könnten als die Muttersubstanz und daher zu ihrer Wirkung beitragen.

Wichtig ist der Befund von BEHN et al., daß Phenothiazinderivate die Placenta-Barriere passieren können und sehr bald im Harn von Neugeborenen erscheinen, deren Mütter kurze Zeit vor der Geburt ein Phenothiazinderivat erhalten hatten.

Untersuchungen über die Verteilung der Phenothiazinderivate im Organismus ergaben sehr widersprechende Ergebnisse. Während z. B. CRISTENSEN und WASE über eine Anreicherung von mit ^{35}S markiertem Chlp. im Gehirn von Mäusen berichteten, fanden WALKENSTEIN und SEIFTER nur geringe Radioaktivität im Gehirn von Ratten, wohl aber eine Anreicherung in der Lunge, Leber, Milz und Niere. JARAMILLO und GUTH fanden neuerdings, daß Chlp. und Prochlorperazin im Hundehirn gerade in jenen Regionen angereichert werden, wo auf Grund der früher erwähnten elektrophysiologischen bzw. biochemischen Befunde die möglichen Wirkungsorte der Phenothiazinderivate vermutet werden: Medulla, Hypothalamus, Stammganglien, Hippocampus, Amygdala und Mittelhirn, während ihre Konzentration im Großhirn und im Cerebellum wesentlich geringer war. Thiäthylperazin, ein Phenothiazinderivat, das keine neuroleptische, wohl aber eine starke antiemetische Wirkung hat, wurde dagegen besonders im Cerebellum angereichert.

F. Gewöhnung und Abstinenz

Boyd hat gezeigt, daß Ratten eine weitgehende Toleranz gegen Chlp. entwickeln können, so daß nach chronischer Verabreichung sogar normalerweise tödliche Dosen anstandslos vertragen werden, wobei ein plötzliches Absetzen zu Abstinenz-ähnlichen Erscheinungen führte: Die Ratten zeigten Hyperkinesien und Diarrhöen, wobei auch plötzlicher Tod beobachtet wurde. Die überlebenden Tiere erholten sich jedoch rasch von solchen Erscheinungen, so daß auch andere, durch die chronische Zufuhr von hochdosierten Chlp.-Gaben bedingte Krankheitserscheinungen (mangelnde Gewichtszunahme, Anämie und Leukocytose) sich schon nach 10 Tagen zurückzubilden begannen.

Beim Menschen gibt es wohl eine gewisse Gewöhnung an die Ausschaltung von Kreislaufreflexen durch Chlp., so daß Patienten, die anfangs unter hohen Chlp.-Dosen nicht aufstehen können, ohne einen orthostatischen Kollaps zu bekommen, dies im weiteren Verlauf trotz Fortsetzung der Therapie wieder vermögen. Das plötzliche Absetzen einer hochdosierten und länger dauernden Phenothiazin-Therapie führt gewöhnlich zu einer Verschlechterung der Grundkrankheit (siehe Gross et al.). Manche Autoren (Brooks; Benett und Kooi; Degkwitz und Luxenburger) halten dies für den Ausdruck einer Abstinenzerscheinung, während Domino (1962 b) meint, daß kein Grund zu der Annahme bestehe, daß Phenothiazinderivate beim Menschen echte Sucht und Abstinenz erzeugen können.

G. Nebenwirkungen und Gefahren

1. Selbstmord und tödliche Vergiftungen

Nach absichtlicher oder zufälliger Einnahme selbst großer Mengen von Phenothiazinderivaten wurden nie erfolgreiche Selbstmordversuche oder tödliche Vergiftungen beobachtet. Bei Überdosierung kommt es vielmehr meist nur zu dem Bild einer sehr starken zentralen Dämpfung oder zu ausgesprochener und lang anhaltender Blutdrucksenkung. Kinder, die zufällig Phenothiazinderivate einnahmen, zeigten meist nur extrapyramidale (dystonische) Symptome. Es ist überhaupt auffällig, daß Kinder (und Frauen) gegen solche extrapyramidale Nebenwirkungen der Phenothiazinderivate weit empfindlicher sind als männliche Erwachsene.

2. Zentralnervensystem

Störungen der *extrapyramidalen Motorik*, deren Symptomik bereits besprochen wurde (siehe C, 6 a), sind relativ häufig. Es ist jedoch bemerkenswert, daß es Patienten gibt, die unabhängig von der Dosierung gegen diese

Nebenwirkungen nahezu unempfindlich sind. Daß Frauen anfälliger sind als Männer, wurde erwähnt; ältere Patienten entwickeln in der Mehrzahl der Fälle ein Parkinsonsyndrom, jüngere Patienten (unter 40 Jahren) dagegen nahezu ausschließlich Dyskinesien (AYD; siehe auch HOLLISTER, 1964). Hereditäre Faktoren scheinen ebenfalls beteiligt zu sein (s. KALOW). Die extrapyramidalen Nebenwirkungen werden als in der Regel reversibel bezeichnet. Es wird jedoch immer häufiger über Fälle von bleibenden Dyskinesien nach Phenothiazinderivaten berichtet (DRUCKMAN et al.; UHRBRAND und FAURBYE; HUNTER et al.; DEGKWITZ und LUXENBURGER, dort auch weitere Literatur). GRÜNTHAL und WALTHER-BÜEL haben über einen ad exitum gekommenen Fall von unlösbaren dystonischen Störungen der Gesichts- und Halsmuskulatur nach hohen Dosen von Chlorperphenazin berichtet. Als einzige mikroskopisch faßbare Schädigung fanden die Autoren pathologische Veränderungen in den unteren Oliven, die sie mit der extrapyramidalen Symptomatik in einen ursächlichen Zusammenhang bringen möchten. Auf Grund dieser Erfahrung muß man die Möglichkeit im Auge behalten, daß auch den anderen Fällen von bleibenden (choreiformen) Dyskinesien Phenothiazin-bedingte morphologische Schädigungen bestimmter Gehirnregionen zugrunde liegen könnten.

Während *Krämpfe* als Folge einer Therapie mit Phenothiazinderivaten immer seltener auftreten, erwähnt HOLLISTER (1964) Fälle von Krämpfen und Hypotension, sogar mit einem Todesfall, nach Kombination von Phenothiazinderivaten mit Chlordiazepoxyd.

3. Vegetatives Nervensystem

Störungen von seiten des vegetativen Nervensystemes haben ihre Ursache entweder in der anticholinergen oder antiadrenergen Wirksamkeit der Phenothiazinderivate. Bei den meisten Präparaten überwiegt die Atropin-artige Wirkung, es kommt daher häufig zu Trockenheit des Mundes und Rachens, zu Tachykardie, eigenartiger grauer Blässe der Haut, Akkommodationsstörungen, Obstipation und zu Schwierigkeiten beim Urinieren. Bei vorwiegend antiadrenergen Stoffen kann es zu leichter Blutdrucksenkung und allgemeiner Schwäche kommen. Häufiger scheint es zu einer Störung der Ejaculation, bei erhaltener Potenz und ungestörtem Orgasmus, zu kommen. Besonders im Beginn einer Therapie mit Phenothiazinderivaten wird sehr häufig Hypotonie, eventuell mit Neigung zu orthostatischem Kollaps, gesehen.

4. Quergestreifte Muskulatur

Man sollte immer daran denken, daß die Beschwerden von Patienten mit Myasthenia gravis durch Phenothiazinderivate verschlechtert werden können (für Chlp.: McQUILLEN et al.). Dies ist eine Folge der neuromuskulär blockierenden Wirkung solcher Stoffe (siehe B, 3).

5. Ikterus

Das Auftreten von Ikterus, früher gefürchtet, ist heute wesentlich seltener geworden, was wahrscheinlich auf die häufigere Anwendung solcher
Phenothiazinderivate zurückgeführt werden kann, die diese Komplikation
seltener hervorrufen als Chlp. Der Ikterus scheint im Wesentlichen auf
cholostatischer Grundlage zu entstehen, die Patienten erholen sich meist
spontan und vollständig. Es mag jedoch eine Überempfindlichkeit gegen eine
neuerliche Therapie mit solchen Stoffen zurückbleiben. In seltenen Fällen
kann es zu einer biliären Cirrhose kommen. Von der Annahme ausgehend,
daß der Chlp.-Ikterus durch Eindickung der Galle zustande komme, hat
DREYFUSS bei Patienten unter Chlp. die Flüssigkeitsaufnahme erhöht und
dadurch eine Verringerung des Auftretens von Ikterus von 4,4% auf 0,34%
erreicht.

6. Agranulocytose

Phenothiazinderivate gehören zu jenen Medikamenten, die am häufigsten zu Agranulocytose Anlaß geben. Selten sieht man Panhämocytophthise. Die Häufigkeit von Agranulocytose-Zwischenfällen beträgt nach
HOLLISTER (1964) 1 Fall auf 3000—4000 behandelte Patienten. Nahezu
alle Phenothiazinderivate können diese Komplikation hervorrufen; sicher
scheint dies für folgende Stoffe zu sein: Chlp., Promazin, Mepazin, Perphenazin, Prochlorperazin, Trifluperazin, Chlorprothixen und Thioridazin
(HOLLISTER, 1964). Meist tritt die Agranulocytose in den ersten 12 Wochen
der Behandlung auf, und zwar unabhängig von der Dosierung. Wiederbehandlung mit dem gleichen Stoff kann die Agranulocytose wieder aufleben
lassen. Solche Beobachtungen machen eine immunologische Reaktion als
Ursache der Phenothiazin-Agranulocytose wahrscheinlich. In vitro hemmt
Chlp. die Aufnahme von ^{3}H-markiertem Thymidin und Uridin durch Leukocyten von Patienten, die auf Chlp. mit Agranulocytose reagiert hatten
(PISCIOTTA und KALDAHL). Die Bedeutung dieses Befundes ist vorläufig
unbekannt.

7. Allergische Hautreaktionen

Allergische Hautreaktionen kommen bei Phenothiazinbehandlungen vor,
sind jedoch in letzter Zeit seltener geworden. Interessant ist die Photosensibilisierung der Haut, für die DOMINO (1962 b) folgende Erklärungsmöglichkeit diskutiert: Wie WHITTEN und FILMER beobachtet haben, entwickeln
junge Rinder nach Verabreichung von Phenothiazin als Wurmmittel eine
Keratitis auf Grundlage der Photosensibilisierung, während gleich behandelte Schafe ganz gesund bleiben. Da nun gefunden wurde, daß Rinder,
nicht jedoch Schafe, Phenothiazin zu dem entsprechenden Sulfoxyd umwandeln (und dieses auch im Kammerwasser in hoher Konzentration nachweis-

bar ist), fragt Domino, ob nicht vielleicht auch die individuelle Verschiedenheit in der Empfindlichkeit von Patienten gegen Photosensibilisierung durch Phenothiazinderivate, durch Unterschiede im Stoffwechsel dieser Stoffe bei verschiedenen Probanden bedingt sein kann.

8. Seltene Nebenwirkungen

Als seltene Nebenwirkungen der Phenothiazinderivate sind zu nennen: Pigment-Retinopathien, Iridocycloplegie. Phenothiazinderivate haben chininartige Wirkungen auf das Herz (siehe Hollister, 1964).

9. Teratogene Wirkungen

Es bestehen verschiedene Meinungen darüber, ob Einnahme von Phenothiazinderivaten während der Schwangerschaft zu kongenitalen Mißbildungen Anlaß geben kann. Hollister (1964) kommt auf Grund des Literaturstudiums zu der Auffassung, daß derzeit kein Grund bestehe, teratogene Wirkungen der Phenothiazinderivate anzunehmen.

10. Suicidgefahr

Die Suicidhäufigkeit bei psychiatrischen Fällen ist ohne Zweifel seit der Einführung der Phenothiazinderivate in die Therapie stark angestiegen (Schneidman et al.). Man muß jedoch bedenken, daß heute auch die schwersten Fälle mit diesen Heilmitteln behandelt werden und unter dieser Therapie eine früher ungekannte Bewegungsfreiheit genießen. Die höhere Selbstmordrate mag auf diesen Umstand und nicht auf die Therapie als solche zurückzuführen sein (Hollister, 1964).

11. Plötzliche Todesfälle

Plötzliche Todesfälle während einer, meist chronischen, Behandlung mit Phenothiazinderivaten wurden gelegentlich beobachtet. Sofern sie mit Krämpfen (vgl. dieser Abschnitt, 2) einhergehen, kommt als Todesursache eine Aspirationsasphyxie wohl in Betracht. Hollister und Kosek haben jedoch einige Fälle bekanntgegeben, die es wahrscheinlich machen, daß als Ursache des plötzlichen Todes auch Kammerflimmern in Betracht gezogen werden muß. Es ist denkbar, daß dies mit der Chinidin-artigen Herzwirkung der Phenothiazinderivate zusammenhängt (vgl. dieser Abschnitt, 8).

II. Reserpin und Reserpin-ähnlich wirkende Stoffe

Obwohl das Hauptalkaloid aus der indischen Pflanze Rauwolfia serpentina Benth. erst 1952 von MÜLLER, SCHLITTLER und BEIN beschrieben wurde, besteht bereits jetzt darüber eine derartig umfangreiche Literatur, daß es aussichtslos wäre, erschöpfend über sie zu berichten. In den letzten zehn Jahren sind eine Reihe von guten Zusammenfassungen in Englisch, Deutsch und Französisch erschienen. Literatur über die ersten Versuche, aus der als beruhigendes Heilmittel in der indischen Volksheilkunde verwendeten Pflanze reine Wirkstoffe zu isolieren (SIDDIQUI und SIDDIQUI) sowie über die ersten indischen pharmakologischen Arbeiten von CHOPRA, GUPTA etc., welche die blutdrucksenkende Wirkung beschrieben (siehe auch RAYMOND-HAMET) berichten BEIN 1956 und WERNER (1954). WOODSON et al. beschreiben auch die Botanik und Pharmakognosie.

Die heute gültige Formel wurde 1955 von mehreren Arbeitsgruppen mitgeteilt (HUEBNER et al.; HUEBNER und WENKERT; DIASSI et al.; VAN TAMELEN und HANCE), die Totalsynthese führten WOODWARD et al. aus.

A. Beziehungen zwischen chemischer Struktur und Wirkung

Neben Reserpin selbst gibt es eine Reihe von natürlich vorkommenden und halbsynthetischen Reserpin-Analogen, die biochemisch und pharmakologisch entweder gleich oder doch ähnlich wie Reserpin wirken. Daneben gibt es auch synthetische Reserpin-Analogen, die in die Gruppe der Benzochinolizine gehören und die ebenfalls Reserpin-ähnliche Wirkungen besitzen.

Abspaltung des 3-, 4-, 5-Trimethoxybenzoat-Restes und Demethylierung des Reserpins führt zur Entstehung der Reserpinsäure, die — ebenso wie das Methylreserpat — unwirksam ist. Einführung anderer Säuren an Stelle der 3-, 4-, 5-Methoxybenzoesäure schwächt die Wirkung wesentlich ab. Durch geringfügigere Veränderungen am 3-, 4-, 5-Methoxybenzoesäure-Substituenten wird die Wirkung zwar auch abgeschwächt, sie bleibt jedoch im wesentlichen erhalten, wie man an den wirksamen Stoffen Rescinnamin und Syrosingopin sehen kann. Interessanterweise ist Syrosingopin im bestimmten Dosenbereich stärker peripher als zentral wirksam (ORLANS et al., 1960). Die Methoxygruppe in der 11-Stellung ist für die Reserpin-artige Wirksamkeit ebenso unwesentlich wie die Anwesenheit der Methylgruppe in der 17-Stellung. Das sieht man am Beispiel des natürlich vorkommenden Alkaloids Raunescin und des halbsynthetischen Derivates 11-Desmethoxyreserpin (= Deserpidin); beide Stoffe sind in ihrer pharmakologischen und biochemischen Wirkung Reserpin-ähnlich. Dagegen ist das Isoraunescin unwirksam. Auch Verschiebung des 11-Methoxysubstituenten in die 10-Stellung ergibt ein noch wirksames Analogon, das Methoserpidin, das mit dem Reserpin isomer ist. Bei manchen Species scheint Methoserpidin vorwiegend peripher zu wirken (GROS et al.; SANAN und VOGT).

Interessant ist die Gruppe der synthetischen Reserpin-Analoga, die chemisch durch das Benzochinolizin-Gerüst charakterisiert sind. Von diesen Verbindungen ist das Tetrabenazin am bekanntesten geworden. Im bestimmten Dosenbereich entfaltet es vorwiegend zentrale Reserpin-ähnliche Wirkungen, die jedoch — im Gegensatz zu Reserpin — nur von kurzer Dauer sind (PLETSCHER et al., 1958; QUINN et al., 1959). Von großem theoretischen Interesse sind die beiden Derivate Ro 4-1284 und Ro 4-1398. Nach PLETSCHER et al. (1959 b) wirkt nämlich Ro 4-1284 stärker sedierend und Gehirn-Noradrenalin freisetzend als Ro 4-1398, während das Gehirn-5-HT durch beide Verbindungen gleich stark herabgesetzt wird. BRODIE et al. (1960) haben diese Befunde allerdings bestritten. Über ihre theoretische Bedeutung siehe C 1 a, β.

Klinisch verwendet werden vornehmlich Reserpin, Deserpidin, Rescinnamin, Syrosingopin und Tetrabenazin.

B. Periphere Wirkungen

1. Beeinflussung der Funktion des peripheren sympathischen Nervensystems

Reserpin und die meisten Reserpin-ähnlich wirkenden Stoffe setzen Noradrenalin, den Überträgerstoff der postganglionären sympathischen Neurone, aus allen Teilen des postsynaptischen Nervengewebes frei (Ganglienzellen, Nervenfasern und Nervenendigungen bzw. -Endausbreitungen). Daher tritt nach geeigneten Dosen von Reserpin eine Verarmung des Neurons an seinem Überträgerstoff ein. Wenn diese Noradrenalinverarmung höhere Grade erreicht, dann findet keine Übertragung postganglionärer Impulse auf die Erfolgsorgane mehr statt, während die Reizübertragung vom prä- auf das postganglionäre Neuron erhalten bleibt. Deshalb bleibt die elektrische Reizung sowohl prä- als auch postganglionärer Fasern auf das Erfolgsorgan ohne Wirkung (MUSCHOLL und VOGT, 1957 a; CARLSSON et al., 1957 b; BURN und RAND, 1958; TRENDELENBURG und GRAVENSTEIN). Um solche Wirkungen zu haben, muß allerdings die Verarmung der Nervenfasern an Noradrenalin mindestens 70—80% betragen. Es ist bemerkenswert, daß die Entleerung sympathischer Strukturen an Noradrenalin zwar für die Reserpinwirkung notwendig ist, für sich allein aber nicht zu genügen scheint, um den Reizerfolg auszuschalten. So erreicht z. B. der

Noradrenalin-Gehalt von sympathischen Ganglienzellen schon 3—4 Std. nach Reserpin-Gaben seinen Tiefpunkt, die Beeinträchtigung der Funktion der sympathischen Nervenfasern erreicht aber erst nach 24 Std. ihre volle Auswirkung (MUSCHOLL und VOGT, 1958). Obwohl die Bedeutung des Zeitfaktors nicht ganz klar ist, muß man annehmen, daß kurz nach der Reserpin-Gabe trotz Erniedrigung des Gesamtgehaltes noch genug Noradrenalin in den Nervenendigungen vorhanden ist, um die Funktion aufrechtzuerhalten. Diese nötige Konzentration muß also derart niedrig sein, daß sie für die Gesamtkonzentration im postganglionären Neuron keine wesentliche Rolle spielt.

MUSCHOLL und VOGT (1958) haben gefunden, daß Reserpin auch dann noch das Noradrenalin aus den postganglionären Fasern freisetzt, wenn diese, nach Durchschneidung der präganglionären Fasern, vom Zentrum abgetrennt sind und halten daher die Reserpinwirkung für rein peripher angreifend. Doch scheint die Verabreichung von Ganglienblockern die Reserpin-Wirkung zu verhindern (KÄRKI et al.; HERTTING et al., 1962) und kürzlich haben FISCHER et al. (1965 b) auch über eine entsprechende, wenn auch offensichtlich sehr schwache Wirkung der präganglionären Durchschneidung berichtet.

Neben der herabgesetzten Funktion des peripheren sympathischen Neurons beobachtet man nach Reserpingaben eine „Überempfindlichkeit" der sympathisch innervierten Strukturen gegen sogenannte direkt wirkende Sympathicomimetica wie Adrenalin, Noradrenalin, Dopamin, Epinin etc. (siehe BEIN et al., 1953). Dieses Phänomen erinnert sehr an die bekannte „Überempfindlichkeit" sympathisch innervierter Organe nach postganglionärer Denervation, wobei die gemeinsame Ursache das Verschwinden des Überträgerstoffes in den peripheren Nervenstrukturen wäre: Im einen Fall durch Degeneration der Noradrenalin-enthaltenden Fasern, im anderen durch Freisetzung nach Reserpingabe.

Für das Verständnis dieser Art von „Überempfindlichkeit" spielt der von BURN geprägte Begriff der „stores" oder „storage sites", eine besondere Rolle. Darunter versteht man die Fähigkeit der sympathischen Nervenendausbreitungen, durch Nervenreizung freigesetztes oder von außen zugeführtes Noradrenalin (oder andere Catecholamine) aufzunehmen und zu speichern. Diese periphere Speicherfunktion soll nach BURN und anderen Autoren wesentlich zur biologischen Inaktivierung jenes Noradrenalin-Anteiles beitragen, der im Bereich zwischen sympathischer Nervenendigung und dem Receptor vorhanden ist. Ausschaltung der Catecholamin-Speicher, sei es durch Degeneration des postganglionären Neurons und seiner Endausbreitungen bzw. durch Reserpin, welches die Speicherfunktion der sympathischen Endstrukturen hemmt (siehe dieser Abschnitt, 4 b), müßte demnach eine „Überflutung" der Receptoren mit exogen zugeführtem Noradrenalin herbeiführen, wodurch in beiden Fällen eine verstärkte Wirkung oder

„Überempfindlichkeit" der Receptoren gegen exogen zugeführtes Noradrenalin eintreten muß. Die Bezeichnung „Überempfindlichkeit" hat also in diesem Zusammenhang mehr die Bedeutung von „verminderter biologischer Inaktivierung" und hierdurch verstärkter Wirkung. Trendelenburg (1963) hat jedoch kürzlich in einer kritischen Darstellung der Probleme der Unter- bzw. Überempfindlichkeit sympathisch innervierter Strukturen eine Reihe von Befunden angeführt, die es nicht gestatten, die eben besprochene, bestechend einfache Hypothese vorbehaltlos anzunehmen. Man tut daher gut, die Möglichkeit einer echten Überempfindlichkeit der Receptoren nach Denervierung (etwa in Analogie zu den Verhältnissen am quergestreiften Muskel) auch bei sympathischen Receptoren offen zu lassen.

Muscholl (1960) hat gezeigt, daß ein weiteres Kennzeichen der Reserpinwirkung darin besteht, daß die Aufnahme von zirkulierendem Noradrenalin in sympathisch innervierte Organe (z. B. das Rattenherz in vivo) stark herabgesetzt wird. Dieser wichtige Befund wurde später vielfach bestätigt und auf andere Organe ausgedehnt (Hertting et al., 1961; Crout et al., 1962; Andén, et al., 1963 a; Inouye und Tanaka, 1964). Es ist dabei wahrscheinlich, daß unter Reserpin auch endogen in den Nervenfasern entstehende Catecholamine nicht in den Speicherstrukturen zurückgehalten werden können. Andén et al. (1964 a) glauben sogar, daß diese Hemmung der Speicherfunktion peripherer sympathischer Neurone die Aufhebung ihrer Funktion nach Reserpin weit bessser widerspiegelt als der Grad der Noradrenalin-Entleerung selbst. Über die Möglichkeit, daß die Catecholamin-entleerende Wirkung von Reserpin in der Aufhebung der Speichertätigkeit begründet sein kann, siehe dieser Abschnitt, 4 b.

2. Freisetzung der Catecholamine aus dem Nebennierenmark

Holzbauer und Vogt (1956) sowie Carlsson und Hillarp (1956) fanden als erste, daß Reserpin bei Katzen und Kaninchen zu einer Catecholamin-Verarmung des Nebennierenmarkes führt; ein Befund, der später für alle untersuchten Species bestätigt wurde. Allerdings ist die Empfindlichkeit verschiedener Tierarten verschieden groß; sie nimmt in der Reihenfolge: Kaninchen, Katze, Ratte, Huhn beträchtlich ab. Es scheint im wesentlichen zwei Mechanismen der Freisetzung von Catecholaminen aus dem Nebennierenmark zu geben: Einen zentral-nervösen, der über eine Erregung des Splanchnicus zu einer erhöhten Catecholamin-Sekretion führt; und einen peripheren, der direkt an den chromaffinen Zellen des Nebennierenmarkes angreift. Der erste von diesen ist jedoch weit empfindlicher, da er, wie Kroneberg und Schümann (1957, 1958) an Kaninchen zeigten, schon mit sehr kleinen Reserpindosen ausgelöst wird, während zur direkten Freisetzung aus dem Nebennierenmark weit höhere Dosen nötig sind. Auch scheinen für den Anteil des zentralnervösen Mechanismus an der Catecholamin-Entleerung Speciesunterschiede maßgebend zu sein: Bei Katzen gelingt es nämlich, die durch 2,5 mg/kg Reserpin bewirkte Catecholamin-Entleerung der Nebennieren durch Splanchnicusdurchschneidung aufzuheben (HOLZBAUER und VOGT, 1956) und bei Kaninchen, bei denen Splanchnicusdurchschneidung in dieser Hinsicht wirkungslos war (CARLSSON und HILLARP, 1956), konnten KRONEBERG und SCHÜMANN (1957) dies bei Rückenmarksdurchtrennung in C_6, TAKEMOTO et al. in Th_1 erreichen. Dagegen hatte die Denervierung der Nebennieren bei Ratten keinerlei Einfluß auf die durch Reserpin bedingte Verarmung an Catecholaminen (KRONEBERG und SCHÜMANN, 1957). Die scheinbar widersprechenden Resultate können vielleicht so erklärt werden, daß bei Anwendung hoher Reserpindosen (von 5 mg/kg an) der periphere, direkt an den Zellen des Nebennierenmarkes angreifende Mechanismus bei allen Tierarten die Hauptrolle spielt (vgl. CALLINGHAM und MANN).

Die periphere Wirkung von Reserpin auf das Nebennierenmark beruht weder auf einer Hemmung der synthetisierenden, noch auf einer Aktivierung der abbauenden Enzyme. Nach KIRSHNER (1962 a, b) hebt Reserpin vielmehr die Fähigkeit der Zellorganellen („Granula") der chromaffinen Zellen auf, Catecholamine entgegen einem Konzentrationsgradienten aufzunehmen und festzuhalten, was oft als „Aufhebung der Speicherfähigkeit" bezeichnet wird (vgl. auch dieser Abschnitt, 4 b).

Die Entleerung des Nebennierenmarkes an Catecholaminen durch Reserpin ist ausgeprägter wenn das Alkaloid in mehreren kleinen, täglichen Dosen gegeben wird, als wenn die Gesamtdosis auf einmal verabreicht wird (MUSCHOLL und VOGT, 1958). Die Verarmung des Nebennierenmarkes an Catecholaminen nach Reserpin, deren Höhepunkt etwa 16 Std. nach einer Einzeldosis eintritt (CALLINGHAM und MANN, 1962), dauert ungewöhnlich lang: Bei Kaninchen wird der Normalwert erst nach 1—2 Wochen (MUSCHOLL und VOGT, 1958), bei Hühnern sogar erst nach Monaten (!) (BURACK et al., 1960) wieder erreicht.

Keine Einheitlichkeit herrscht in der Literatur über die Frage, ob die beiden Catecholamine Adrenalin und Noradrenalin durch Reserpin in verschiedenem Ausmaß beeinflußt werden oder nicht. STJÄRNE und SHAPIRO (1958), ERÄNKÖ und HOPSU (1958) sowie CAMMANNI et al. (1958) berichten über eine bevorzugte Freisetzung von Noradrenalin, während COUPLAND, MIRKIN sowie CALLINGHAM und MANN dafür keinen Anhaltspunkt finden konnten.

Bemerkenswert ist es, daß die Resynthese von Noradrenalin und Adrenalin im Nebennierenmark nach einer Entleerung durch Reserpin verschieden schnell erfolgt, so daß während einer chronischen Gabe des Alkaloids (MUSCHOLL und VOGT, 1958), als auch besonders in der Erholungsphase (CALLINGHAM und MANN), eine Verschiebung zugunsten von Noradrenalin eintritt. Dies zeigt, daß die Resynthese von Noradrenalin relativ rasch erfolgt, während seine Methylierung zu Adrenalin ein viel langsamerer Prozeß ist.

BERTLER et al. (1961) haben Befunde erhoben, die es wahrscheinlich machen, daß ähnlich wie am sympathischen Neuron, auch in den chromaffinen Zellen des Nebennierenmarkes die Aufnahme von neu synthetisiertem Dopamin und Noradrenalin in die Speichergranula durch Reserpin verhindert wird. Gaben von L-Dihydroxyphenylalanin (L-DOPA) führten nämlich bei Kaninchen normalerweise zu einer beträchtlichen Aufnahme des neu synthetisierten Noradrenalins und Dopamins in die Granula, während dies bei mit Reserpin vorbehandelten Tieren nicht der Fall war. Es wird aus diesen Gründen auch die Möglichkeit ernstlich erwogen, ob nicht ganz allgemein die entleerende Wirkung auf die Catecholamin-Speicher nach Reserpin auf einer Hemmung der Aufnahme der Catecholamine in solche Speicherstrukturen beruhe (siehe dieser Abschnitt, 4 b).

3. Freisetzung von 5-Hydroxytryptamin durch Reserpin

Auch 5-HT wird aus allen Geweben, die es enthalten, durch Reserpin freigesetzt, wobei dieser Vorgang an den Blutplättchen sowie im Magen-Darmtrakt besondere Bedeutung hat.

a) Blutplättchen

Sowohl in vivo, als auch in vitro setzt Reserpin bereits in sehr kleinen Dosen 5-HT frei. So erreicht man bei Kaninchen durch i. v. Gabe von nur 0,015 mg/kg Reserpin eine 75%ige Abnahme des Blut-5-HT (SHORE et al., 1956 a; NAESS und SCHANCHE); beim Menschen bewirkt eine ähnliche Dosierung (1 mg = etwa 0,015 mg/kg i. m.) ein nahezu vollständiges Verschwinden des 5-HT aus den Blutplättchen (HARDISTY et al.). Die Empfindlichkeit anderer Species (Meerschweinchen, Ratten, Tauben) ist etwa um eine Zehnerpotenz geringer. Das Maximum der Entleerung aus den Blutplättchen wird meist erst 16 Std. nach der Reserpingabe erreicht. Nach 2—3 Tagen setzt die Wiederherstellung ein und die normale 5-HT-Konzentration ist je nach der Tierart nach 1—3 Wochen erreicht.

Auch an den Blutplättchen scheint Reserpin 5-HT nicht nur freizusetzen, sondern es verhindert auch seine Aufnahme. Suspendiert man nämlich Blutplättchen von Menschen oder von Kaninchen, die 1—9 Tage vorher mit Reserpin behandelt worden waren, in einem 5-HT haltigen Medium, dann nehmen solche Plättchen um 75—90% weniger 5-HT daraus auf, als Plättchen von unbehandelten Kontrollen (HARDISTY et al.; BRODIE et al., 1957).

Die Freisetzung des 5-HT aus den Blutplättchen ist sicher nicht ein einfacher Verdrängungsvorgang: Man weiß nämlich aus Versuchen in vitro, daß ein Molekül Reserpin Hunderte von 5-HT-Molekülen freisetzen kann

(SHORE et al., 1956 b). In vitro sind bereits Konzentrationen von 0,05 γ/ml Reserpin wirksam; die maximale Wirkung bekommt man mit 0,3 γ/ml.

b) Magen-Darmtrakt

Daß Reserpin auch aus dem System der enterochromaffinen Zellen 5-HT freisetzt, wurde zuerst von PLETSCHER et al. (1955) an Kaninchen beobachtet. Die Tatsache wurde seither oft bestätigt. Die vorliegenden Befunde zeigen allerdings, daß die Empfindlichkeit des Magen-Darmtraktes gegen Reserpin weit geringer ist als die der Blutplättchen, so daß es mit geringen Dosen von Reserpin möglich ist die Blutplättchen nahezu 5-HT frei zu machen, ohne den Gehalt des Magen-Darmtraktes an dieser Substanz wesentlich zu ändern (WAALKES et al., 1957).

ZBINDEN et al. (1957 a) fanden bei Kaninchen große Unterschiede in der Empfindlichkeit verschiedener Regionen gegen Reserpin: Während z. B. der 5-HT-Gehalt des Magenfundus fast resistent gegen das Alkaloid war, zeigte sich die Mukosa des präpylorischen Anteils als ebenso empfindlich wie die Schleimhaut des Dünndarms. Auch hier bestanden große Speciesunterschiede. Es kann gesagt werden, daß Kaninchen, Meerschweinchen und Hühner weitaus empfindlicher sind, als z. B. Ratten, bei denen man auch mit hohen Reserpindosen nur eine mäßige Entleerung des 5-HT im Darm erzielt.

In vitro setzt Reserpin aus dem isolierten Meerschweinchen-Ileum auch in hohen Dosen kein 5-HT frei (BENDITT).

4. Der Mechanismus der die Amine freisetzenden Reserpinwirkung

a) Allgemeines

Ein beträchtlicher Anteil des Noradrenalins und Adrenalins des Nebennierenmarkes, der adrenergischen Nerven und der sympathisch innervierten Organe ist in spezifischen Speichergranula enthalten (BLASCHKO und WELCH; HILLARP et al.; EULER und HILLARP; SCHÜMANN, 1958 a). Auch das 5-HT der Blutplättchen (BAKER et al.) und der enterochromaffinen Zellen des Darmes scheint in Granula konzentriert zu sein (BAKER; PRUSOFF). Diese Granula sind Zellorganellen, die sich morphologisch und biochemisch wesentlich von den Mitochondrien unterscheiden. Ihre Größe beträgt für adrenergische Nerven und sympathisch innervierte Organe ca. 300—2000 Å, für das Nebennierenmark 500—6000 Å.

Aus dem Befund, daß die spezifischen Catecholamin- (und wohl auch 5-HT-)Granula einen hohen Gehalt an Adenosintriphosphat (ATP) enthalten, wurde geschlossen (BLASCHKO et al.; vgl. auch Lit. bei HAGEN und BARNETT), daß die in den Granula in stark hypertoner Konzentration vorliegenden Amine durch Bindung an ATP in osmotisch neutraler Form festgehalten und gespeichert werden könnten. Für einen solchen Bindungsmechanismus würde auch das molare Verhältnis Catecholamine/ATP in den Nebennierenmark-Granula sprechen, welches 4 : 1 beträgt; die Zahl 4 entspricht den freien Valenzen des ATP, die für eine Bindung der Catecholamine in Frage kommen. PHILIPPU und SCHÜMANN haben vor kurzem die Möglichkeit erwogen und experimentell zu stützen vermocht, daß das ATP der Catecholamin-Granula in irgendeiner Form an der Ribonucleinsäure der Granula verankert sein könnte.

Es ist wichtig festzuhalten, daß die Granula nicht nur Orte der Speicherung für Catecholamine sind, sondern daß sie auch synthetische Fähigkeiten besitzen. Nach KIRSHNER (1957) sowie BLASCHKO (1959) wird Noradrenalin nicht im Zellsaft, sondern erst in den Granula aus Dopamin gebildet, welches selbst im Zellsaft durch Decarboxylierung aus L-DOPA entsteht.

Der Anteil der Catecholamine, der in den Granula vorliegt, ist je nach dem Gewebe deutlich verschieden. Im Nebennierenmark sind es 70—80% der Gesamt-Catecholamine (BLASCHKO und WELCH; HILLARP et al.; HILLARP, 1960 b), in den extraterminalen adrenergischen Nerven ca. 30% und in den sympathisch innervierten Organen bis zu 70%. Die Tatsache, daß in ein und derselben Zelle sowohl freie als auch gebundene Catecholamine vorkommen, läßt darauf schließen, daß sowohl bei der Nervenerregung als auch bei der Einwirkung von Pharmaka funktionell zwei verschiedene „Räume" für die Zellamine in Erscheinung treten werden, wofür auch experimentelle Befunde sprechen. Dabei muß man annehmen, daß in der Zelle zwischen den beiden Formen der Amin-Speicherung in dem Sinne ein Gleichgewicht vorliegt, als Überträgerstoff, der durch Ausschüttung des extragranulären Vorrates verloren geht, dauernd aus den speichernden Granula ergänzt wird, während dieses selbst stets durch Neusynthese ersetzt wird.

Wichtig für das Verständnis der Vorgänge an den sympathischen Nervenendigungen ist ebenfalls die Tatsache, daß sie den Überträgerstoff nicht nur freisetzen, sondern zum Teil auch wieder „zurücksaugen" können, was die Ökonomie solcher Stoffe gewährleistet. Dieser Vorgang wurde zuerst von PATON in dieser Form postuliert und ist mit dem von BURN geprägten Begriff der „storage sites" verknüpft. HERTTING und AXELROD sowie später HUKOVIĆ und MUSCHOLL haben diese Vorstellung experimentell untermauert.

b) Reserpinwirkung

Berücksichtigt man die geschilderten Verhältnisse, dann können bei der Entleerung von Aminen aus den Speichern prinzipiell drei Arten von Vorgängen beteiligt sein: 1. Aktive Freisetzung aus den Granula; 2. Blockade der Aufnahme von Aminen in die Granula und 3. Verhinderung der *Wie-*

deraufnahme schon freigesetzter Amine aus dem extraneuronalen Raum bei stetiger ungehinderter Sekretion.

Für die Entleerung der Amine durch Reserpin scheinen besonders die beiden zuletzt genannten Mechanismen in Betracht zu kommen, wobei die Mehrzahl der Autoren die Blockade der Aufnahme in die Granula für entscheidend hält.

Dafür lassen sich folgende Befunde anführen:

1. Es scheint nahezu sicher zu sein, daß Reserpin keine aktive Freisetzung der Catecholamine aus den Granula bewirkt. Denn um eine solche Wirkung an isolierten Granula in vitro zu erhalten, sind sehr hohe, in vivo kaum erreichbare Konzentrationen von Reserpin erforderlich. Dies wurde für Granula, die aus verschiedenen Organen gewonnen ,wurden, wiederholt gezeigt (Lit. siehe STJÄRNE).

2. Dagegen läßt sich zeigen, daß bereits niedrige Reserpin-Konzentrationen die Aufnahme von Catecholaminen in isolierte Nebennierenmark-Granula (KIRSHNER, 1962 a, b; CARLSSON et al., 1962) und in isolierte Nervengranula (EULER und LISHAJKO, 1963) hemmen. Der gleiche Effekt wurde auch an Granula beobachtet, die aus mit Reserpin vorbehandelten Tieren gewonnen waren (KIRSHNER et al.). Auch durch die bereits erwähnten Versuche von BERTLER et al. (1961) wurde gezeigt, daß Reserpin die Aufnahme von aus L-DOPA neu gebildeten Catecholaminen in die Nebennierenmark-Granula stark hemmt.

Die Hemmung der Aufnahme von Aminen in die Granula hat zwei Folgen: 1. Die Amine sind nach Reserpin der enzymatischen Zerstörung (durch die Monoaminoxydase) in erhöhtem Maß ausgesetzt und 2. die Synthese des Noradrenalins aus Dopamin, die wie erwähnt in den Granula erfolgt, wird gehemmt. Wahrscheinlich ist gerade diese indirekte Hemmung der Noradrenalin-Bildung in den Granula für die Entleerung der Noradrenalin-Speicher durch Reserpin verantwortlich, da unter solchen Umständen kein Ersatz für das durch physiologische Freisetzung verlorene Noradrenalin erfolgen kann (KIRSHNER, 1962 a, b).

3. STJÄRNE hält dagegen eine zusätzliche *Blockade der Axonmembran* für Catecholamine für die Reserpin-bedingte Amin-Verarmung mancher Organe (z. B. des Herzens) für wichtig. Neben eigenen Befunden, die diese Annahme stützen sollen, zitiert STJÄRNE auch die Befunde anderer Autoren, die zeigen konnten, daß Reserpin die Aufnahme von Aminen in die Blutplättchen (HUGHES und BRODIE), Herz- und Gehirngewebe (CAMPOS und SHIDEMAN; DENGLER et al.) hemmte, was als Blockade der Permeabilität der Zellmembranen gedeutet werden kann. Nach STJÄRNE ist es vorstellbar, daß für Organe mit hoher sympathischer Aktivität die Wiederaufnahme des physiologisch freigesetzten Überträgerstoffes für die Aufrechterhaltung der intraneuronalen Noradrenalin-Konzentration eine so große Rolle spielt, daß

Hemmung dieses Mechanismus durch Reserpin sehr bald zu einer Erschöpfung der Noradrenalin-Vorräte führen müßte.

In letzter Zeit haben allerdings LINDMAR und MUSCHOLL (1964) sowie CARLSSON und WALDECK (1965) pharmakologische, und MALMFORS (dort auch weitere Lit.) histochemische Befunde erhoben, die es als sehr wahrscheinlich erscheinen lassen, daß die *Hemmung der Aufnahme der Catecholamine in die Granula* bzw. ihrer Speicherung den wesentlichen Freisetzungsmechanismus des Reserpins darstellen dürfte.

Gleichzeitig mit der Freisetzung der Amine, welche an Granula gebunden sind, verschwindet nach Reserpin auch ATP aus den Granula, so daß das molare Verhältnis von Amin zu ATP in der Regel unverändert bleibt (SCHÜMANN, 1958 b; KIRPEKAR et al.; HILLARP, 1960 a). Es gibt jedoch auch Befunde, nach denen unter besonderen Bedingungen Reserpin dieses Verhältnis zugunsten von ATP verschieben kann, sei es, daß mehr Amin als ATP freigesetzt wird (BURACK et al.) oder daß die Resynthese von ATP rascher vor sich geht als die der Catecholamine (SCHÜMANN, 1958 b).

5. Die peripheren Auswirkungen der biochemischen Reserpinwirkung

Fast alle Erscheinungen, mit Ausnahme der am ZNS beobachteten, die nach Reserpinverabreichung eintreten, können zwanglos als Unterfunktion des sympathischen Nervensystems erklärt werden: Miose, Ptose, Enophtalmus, Bradykardie, Blutdrucksenkung etc. Reserpin hat keine ganglienblokkierende Wirkung, aber bei genügend vollständiger Entleerung der Noradrenalin-Depots wird sowohl die Wirkung einer präganglionären elektrischen Reizung aufgehoben, als auch die Wirkung der postganglionären Reizung eines adrenergischen Nerven. BEIN hat schon 1955 berichtet, daß Reserpin die pressorischen Carotissinusreflexe aufhebt, ohne dabei die afferenten Teile des Reflexbogens (Receptoren, Blutdruckzügler) zu beeinflussen. Vagusreflexe auf die Atmung werden nicht verändert. MCQUEEN fand, daß die gefäßerweiternde Wirkung von Reserpin nach Sympathektomie ausbleibt. Dabei muß man im Auge behalten, daß zwar die Beeinflussung sympathischer Zentren im Hypothalamus durch Reserpin stets zuerst auftritt, daß sich aber besonders bei dauernder Behandlung später auch die periphere Wirkung bemerkbar macht.

Die Entleerung der Catecholamindepots geht so langsam vor sich, daß meist die freigesetzten Hormone schon durch die MAO zerstört sind, bevor sie erkennbare Wirkungen zeigen. Immerhin fanden PLUMMER et al. (1954) kurz nach Reserpingabe am Herz-Lungenpräparat des Hundes Tachykardie. Auch KRAYER u. Mitarb. (INNES et al.; KRAYER und FUENTES; PAASONEN und KRAYER) fanden, daß Reserpin und die ähnlich wirkenden Rauwolfiaalkaloide (Raunescin, Deserpidin und Rescinnamin) am gleichen Präparat

zuerst Herzbeschleunigung und Verkürzung der Überleitungszeit verursachen und erst später Bradykardie und Verlängerung der Überleitungszeit,
während solche Wirkungen bei antifibrillatorisch wirksamen Alkaloiden wie
Ajmalin, Serpentin, Aricin, Reserpinin und auch Yohimbin von Anfang an
auftreten. Anfängliche Blutdrucksteigerungen wurden nach Reserpin oft beobachtet (DE JONGH und VAN PROOSDIJ-HARTZEMA; MAXWELL et al.,
1957; DOMINO und RECH). Insbesondere, wenn Tiere durch Cocain sensibilisiert wurden, oder wenn es sich um Spinaltiere handelt, kann man Zeichen einer Sympathicuserregung nach Reserpin beobachten, die auf die Freisetzung der Catecholamine zurückzuführen ist (HORITA; SCHNEIDER und
RINEHART). Auf den gleichen Mechanismus ist auch die pressorische Wirkung des Reserpins zurückzuführen, die nach Vorbehandlung der Versuchs-
tiere mit MAO-Hemmern in Erscheinung tritt (CHESSIN et al., 1957).

In Übereinstimmung mit solchen pharmakologischen Befunden, haben
MUSCHOLL und VOGT (1957 b) an Kaninchen einen Anstieg des Plasma-
Adrenalinspiegels 100 min nach Verabreichung von Reserpin beobachtet.
Dagegen nimmt dieser Spiegel bei chronischer Reserpingabe ab, wie BURGER
am Menschen zeigen konnte. Auch im Harn kommt es anfänglich zu einer
Steigerung (BIRKE et al.), später meist zu einer Abnahme der Adrenalin-
und Noradrenalin-Ausscheidung (GADDUM et al.; KUSCHKE und von DIT-
FURTH). CARLSSON et al. (1959 b) haben bei chronischer Reserpintherapie
allerdings nur eine Abnahme der Noradrenalin-Ausscheidung gesehen.

Es wurde bereits gesagt, daß die infolge einer Reserpinwirkung freigesetzten Amine dem enzymatischen Abbau durch die Monoaminooxydase
stärker ausgesetzt sind. Dementsprechend kann man nach Reserpin eine
Steigerung im Gehalt an desaminierten Metaboliten beispielsweise im Herzen oder im Harn beobachten (KOPIN et al., 1962; NASH et al.; KOPIN und
GORDON, 1962, 1963).

Vor allem sieht man aber nach Reserpingaben mit einer verschieden
langen Latenzzeit eine deutliche Verstärkung der Adrenalin-, Noradrenalin-
oder Isoprenalin-Wirkung. Die Latenz bis zur vollen Sensibilisierung beträgt
am Herzen etwa 2—3 Tage (BEJRABLAYA et al.), am Blutdruck dürfte sie
kürzer sein (BURN und RAND, 1958) und an der Nickhaut beträgt sie nach
FLEMING und TRENDELENBURG etwa 14 Tage. Die bei akuten Versuchen
oft beobachtete Potenzierung der Catecholaminwirkung hat mit der Sensibilisierung wahrscheinlich nichts zu tun, sondern stellt vermutlich eine addi-
tive Wirkung zwischen den durch Reserpin freigesetzten und den von außen
zugeführten Catecholaminen dar (TRENDELENBURG, 1963). Die durch
Reserpinwirkung gegen Catecholamine sensibilisierten Organe verhalten sich
ähnlich wie nach Denervierung, die ja auch zum Schwund der Catecholamine führt (VON EULER und PURKHOLD; GOODALL; BURN und RAND,
1959). Allerdings läßt sich eine strenge Parallelität zwischen der durch Reserpin bedingten Entleerung der Catecholamin-Speicher und der Sensibilisie-

rung nicht nachweisen, vielmehr geht jene offenbar zeitlich voraus. Am Zusammenhang beider Erscheinungen ist jedoch kaum zu zweifeln. MOORE und MORAN fanden allerdings am Herzen nur die chronotrope Wirkung des Noradrenalins verstärkt, nicht aber die inotrope Wirkung (vergleiche auch TRENDELENBURG und GRAVENSTEIN). Sicherlich ist Reserpin keine andrenolytische Substanz; es verhindert weder direkt die Bildung (vergleiche aber dieser Abschnitt, 4 b 2) noch die Wirkung der chemischen Überträgerstoffe.

Daß unter solchen Bedingungen die parasympathische Innervation oft überwiegt, ist nicht erstaunlich. So sahen BRÜCKE und SPRING am Sphinctermechanismus der Kaninchen-Kardia einen Sphincterkrampf, wie man ihn durch Ausschaltung der adrenergen Fasern durch Denervierung oder durch Ganglienblocker erzeugen kann, auch schon wenige Minuten nach i. v. Reserpingaben auftreten. In allen Fällen war dieser Krampf durch Atropin behebbar. Auch die Erhöhung des Blasentonus (MAXWELL et al., 1956) und die Miktionsbeschwerden nach Reserpin sind wohl so zu erklären. Jedenfalls ist es nicht nötig, wie dies ursprünglich BRODIE getan hat, eine direkt erregende Wirkung des durch Reserpin freigesetzten 5-HT auf zentrale parasympathische Mechanismen anzunehmen (siehe BRODIE et al., 1959 a). Die Blutdrucksenkung nach Reserpin ist durch Atropin nicht aufhebbar (BEIN et al., 1953).

Als Wirkung des durch Reserpin freigesetzten Adrenalins und Noradrenalins (vielleicht auch einiger mehr β-artig wirkender Umwandlungsprodukte) ist auch die anfänglich oft beobachtete Hyperglykämie anzusehen, welche zuerst KUSCHKE und FRANTZ beschrieben.

Auch gewisse pharmakologische Einzelheiten lassen sich zwanglos auf die Reserpin-bedingte Entleerung der Noradrenalin- und vielleicht auch der 5-HT-Speicher zurückführen: So haben BURN und RAND (1958) an Spinalkatzen gezeigt, daß nach Reserpin Stoffe wie Tyramin, Phenyläthylamin, Phenyläthanolamin, Amphetamin und nach den gleichen Autoren auch Ephedrin keine Blutdrucksteigerung mehr hervorrufen. Auch bewirken solche „indirekten Sympathicomimetica" keine Nickhaut- oder Milzkontraktion, falls eine Vorbehandlung mit Reserpin vorausgegangen ist. HOLTZ et al. (1960) sowie KUSCHINSKY et al. fanden an isolierten Herzvorhöfen und GAFFNEY et al. am Ganztier, daß nach Reserpinvorbehandlung Tyramin keine positiv-chronotrope und -inotrope Wirkung mehr hatte (vergleiche auch TRENDELENBURG, 1961). Einen analogen Effekt des Reserpins haben BEJRABLAYA et al. auch am Herz-Lungenpräparat des Hundes beobachtet. Die Unwirksamkeit der indirekt wirkenden Sympathicomimetica unter solchen Umständen beruht darauf, daß sie nicht selbst mit dem für Catecholamine spezifischen Receptor reagieren, sondern diese (Adrenalin, Noradrenalin, vielleicht auch Dopamin) überall aus ihren Depots, wenn auch in anderer Art als Reserpin, freisetzen. Nach Entleerung der Speicher haben daher solche Stoffe keinen Angriffspunkt mehr. Einen guten Beweis für diese Annahme lieferten BURN und RAND (1958), als sie zeigten, daß man die

Tyramin-Empfindlichkeit mit Reserpin vorbehandelter Tiere durch Infusion von Noradrenalin wiederherstellen kann. Ein analoges Verhalten wurde von KUSCHINSKY et al. an isolierten Herzmuskelpräparaten festgestellt. LINDMAR und MUSCHOLL (1961) wiesen am Herzen nach, daß nach Reserpinbehandlung weder Tyramin noch 1,1-Dimethyl-4-phenylpiperazin mehr Noradrenalin freisetzten. SCHÜMANN und PHILLIPU haben für die Tyraminwirkung einen direkten Beweis beigebracht, indem sie nachwiesen, daß dieses an isolierten Granula Noradrenalin durch stöchiometrische Verdrängung freisetzen kann (weitere Lit. siehe STJÄRNE).

Schon in dem Übersichtsreferat von BEIN (1956) findet sich eine ausführliche Darstellung der Wirkungen von Reserpin auf den Magen und Darm. Kürzlich hat EMÁS neuerlich die Magensekretion an Katzen unter der Einwirkung von Reserpin untersucht: Er fand, daß die durch Histamin oder Gastrin ausgelöste Sekretion hierbei deutlich verstärkt, dagegen die nach Metacholin oder Insulinhypoglykämie abgeschwächt wird. Beim Menschen hat die tägliche Verabreichung von 0,75—1,0 mg Reserpin eine sekretionsfördernde Wirkung am Magen, bei hohen Dosen können sogar Ulcera auftreten. Es ist aber offenbar unmöglich zu entscheiden, ob die hypersekretorische und Ulcus-erzeugende Wirkung mit der Freisetzung von 5-HT aus der Magenmucosa ursächlich zusammenhängt oder nicht. Denn einerseits wurde gefunden, daß an Ratten 5-HT und 5-Hydroxytryptophan (5-HTP) Magenulcera erzeugen können (HAVERBACK und BOGDANSKI), andererseits führt exogenes 5-HTP und 5-HT im Gegensatz zu Reserpin zu einer Hemmung der Magensaftsekretion (HAVERBACK und WIRTSCHAFTER). Viel eher ist es möglich, die erhöhte Darmmotilität und die Diarrhöen nach Reserpin auf die Freisetzung von örtlich angehäuftem 5-HT zu beziehen (BEIN, 1956). Dies um so mehr, als ähnliche Symptome auch bei Carcinoid-Syndrom beobachtet werden, bei dem bekanntlich im Tumorgewebe erhöhte Mengen von 5-HT nachweisbar sind (LEMBECK).

Die Ulcus-erzeugende und sekretionsfördernde Wirkung des Reserpins könnte dagegen mit seiner Fähigkeit zusammenhängen, Histamin im Magendarmtrakt freizusetzen (HAVERBACK und WIRTSCHAFTER), wofür auch Befunde von KIM und SHORE sprechen. Histamin wird durch Reserpin auch aus Mastzellen freigesetzt. Dies konnte allerdings nur an Mastzellen von Kaninchen und Meerschweinchen nachgewiesen werden (WAALKES und WEISSBACH; WAALKES et al., 1959), nicht jedoch an solchen von Ratten (BHATTACHARYA und LEWIS; MORAN und WESTERHOLM).

Sehr interessant ist das Vorkommen und die Funktion der Catecholamine im braunen Fettgewebe, worauf jedoch in diesem Rahmen nicht näher eingegangen werden kann. Es sei nur erwähnt, daß Reserpin auch hier eine Entleerung der Catecholamine bewirkt und auf diese Weise einen Einfluß auf die Fettmobilisierung ausübt (siehe PAOLETTI und VERTUA; STOCK und WESTERMANN).

C. Zentrale Wirkungen

1. Biochemische Wirkungen im Zentralnervensystem

Da Reserpin auch im Zentralnervensystem eine Reihe sehr eingreifender biochemischer Wirkungen entfaltet, erscheint es zweckmäßig, diesen Aspekt der zentralen Reserpinwirkungen zuerst zu besprechen.

a) Die Beeinflussung des Noradrenalin-, Dopamin- und 5-HT-Stoffwechsels im Gehirn

Die hervorstechendste biochemische Wirkung des Reserpins und Reserpin-ähnlicher Stoffe mit zentralen Wirkungen, ist analog ihrer peripheren Wirkung, die Freisetzung von Noradrenalin, Dopamin und 5-HT aus den entsprechenden Strukturen des Gehirns. Diese führt nach langer und intensiver Behandlung mit Reserpin zu einer Verarmung des Gehirns an solchen Aminen. Von zahlreichen Autoren wurde versucht, die Wirkungen des Alkaloids mit dieser Grundwirkung zu erklären. Solche Erklärungsversuche gehen von der Annahme aus, daß die genannten Amine eine physiologische Rolle (etwa als Überträgerstoffe) für die Funktion bestimmter Systeme im ZNS haben. Eine Zusammenfassung der experimentellen und auch der mehr spekulativen Literatur läßt dabei vor allem drei Hypothesen hervortreten: α) die 5-HT-Hypothese, β) die Noradrenalin-Hypothese und γ) die Dopamin-Hypothese. Da ihre Kenntnis das Verständnis der Literatur über Reserpin erleichtert, seien sie hier kurz dargestellt.

α) Die 5-HT-Hypothese

Die Hypothese über die physiologische Bedeutung dieses Stoffes im ZNS beruht ursprünglich auf folgenden Befunden: 1. 5-HT kommt im Gehirn aller untersuchten Wirbeltiere vor, und zwar entsprechend einem charakteristischen Verteilungsmuster. Die höchste Konzentration des Stoffes wird im „limbischen System" gefunden (TWAROG und PAGE; AMIN et al.; PAASONEN und VOGT; BOGDANSKI et al., 1957)., dem eine besondere Bedeutung für emotionelle Reaktionen zugeschrieben werden. 2. Lysergsäurediäthylamid (LSD), das beim Menschen auffällige psychische Veränderungen (LSD-Psychosen) bewirkt, hat peripher eine stark antagonistische Wirkung gegen 5-HT (GADDUM und HAMEED). Wegen der Annahme, daß die zentralen Wirkungen mit einer (nicht bewiesenen) ebenfalls zentralen antagonistischen Wirkung des LSD gegen 5-HT zu erklären seien, wurde dem im Gehirn enthaltenen 5-HT eine besondere Rolle bei psychischen Vorgängen zugeschrieben (siehe z. B. GADDUM; WOOLEY und SHAW, 1954, 1957). Eine derartige Annahme wurde durch die Tatsache, daß andere 5-HT-Antagonisten, wie Brom-LSD, keinerlei psychische Störungen verursachen, eher unwahrscheinlich (GADDUM). Auch läßt es sich mit der genannten Hypothese schlecht vereinbaren, daß 5-Hydroxytryptophan, aus welchem im Gehirn 5-HT gebildet wird, eher zu einer der LSD-Wirkung verwandten zentralen Erregung führt (BOGDANSKI et al., 1958).

Wegen des Befundes, daß Reserpin auch im Gehirn zu einer Freisetzung von 5-HT aus seinen Speicherorten führt (PLETSCHER et al., 1956; PAASONEN und VOGT), haben BRODIE u. Mitarb. angenommen, die Reserpin-Sedierung beruhe auf einer kontinuierlichen Freisetzung kleiner, pharmakologisch aktiver Mengen von 5-HT. Argumente für eine solche Auffassung findet man in der Zusammenfassung von BRODIE et al. (1959 a) (sowie bei BRODIE und COSTA; BRODIE et al., 1960). Eine Anzahl von Befunden, die aus sorgfältig durchdachten und oft einleuchtenden Versuchen gewonnen wurden, die jedoch nur indirekte Schlüsse erlauben, haben BRODIE veranlaßt, 5-HT für den synaptischen Überträgerstoff oder doch wenigstens für einen Modulator des „endophylaktisch trophotropen“ Systems im Sinne von W. R. HESS zu halten. Hierdurch würde das Überwiegen zentraler und auch peripherer parasympathischer Wirkungen nach Reserpingaben erklärt werden. Der Befund, daß Reserpin bei vielen Tieren nach Vorbehandlung mit MAO-Hemmkörpern nicht mehr zu Beruhigung, sondern im Gegenteil zu Erregung führt (siehe III C, 1 e u. 2 a, ε), ordnet sich allerdings nicht ganz zwanglos in die Brodiesche Auffassung ein. Die Autoren machen hierzu die Annahme, daß bei Hemmung des enzymatischen 5-HT-Abbaues durch MAO-Hemmkörper Reserpin so große Mengen von 5-HT im Gehirn freisetze, daß es nunmehr eine paradoxe (= erregende) Wirkung auf die Synapsen entfalte. Die Brodieschen Anschauungen können jedoch bis heute nur als Hypothesen gewertet werden. Es sind sogar immer mehr Befunde erhoben worden, die mit der Annahme übereinstimmen, daß die Reserpin-Sedation, die eine zentrale Rolle in der Brodieschen 5-HT-Hypothese spielt, eher durch einen Reserpin-bedingten Mangel an Catecholaminen in bestimmten Gehirnregionen bedingt sein dürfte (CARLSSON, 1961; MATSUOKA et al.). Vor kurzem haben MATUSSEK und PATSCHKE allerdings eine sehr interessante Beobachtung gemacht, die der Brodieschen Auffassung zumindest nicht widerspricht. Die Autoren fanden, daß bei Goldhamstern während des Schlafes die Konzentration des Gehirn-5-HT über die Norm erhöht, die des Noradrenalins leicht erniedrigt war; bei wachen und leicht aktiven Hamstern fanden sich beide Amine im Gleichgewicht und während der höchsten motorischen Aktivität erreichte das Gehirn-5-HT den tiefsten Wert.

WOOLLEY hat neuerdings die Vermutung geäußert, daß das im Gehirn vorhandene 5-HT die Tätigkeit der Oligodendroglia beeinflussen könnte (siehe WOOLLEY und SHAW, 1957). Diese zeigt nämlich besonders in Gewebskulturen eine dauernde pulsierende Bewegung und es besteht die Ansicht, daß diese Pulsation für die Verteilung von Stoffwechselprodukten im extracellulären Raum von Bedeutung sei. Nun wurde beobachtet, daß 5-

HT die Oligodendroglia-Zellen zu starker Kontraktion veranlaßt, wodurch die Pulsation verstärkt wird. Dies könnte nach Ansicht von WOOLLEY Veränderungen des Gehirnstoffwechsels und damit der Funktion bewirken.

β) Die Noradrenalin-Hypothese

Viele Veröffentlichungen beschäftigen sich mit der Frage, welche physiologische Bedeutung dem Noradrenalin-Gehalt des Gehirns zukommt. Die Tatsache, daß Noradrenalin im Gehirn vor allem in den zentralen Repräsentationen des Sympathicus (Hypothalamus, zentrales Grau des Mittelhirns, Boden des IV. Ventrikels und Formatio reticularis) vorkommt, legt die Vermutung nahe, daß es für die Funktion solcher Zentren von Bedeutung ist (VOGT, 1954), besonders da ja Noradrenalin der Überträgerstoff der postganglionären sympathischen Fasern in der Peripherie ist. Diese Annahme wird durch folgende Befunde gestützt: Zentral wirksame Dosen solcher Stoffe wie Insulin, Nicotin, Morphin, β-Tetrahydronaphthylamin, Pikrotoxin, Apomorphin und Äther, die alle die zentralen Vertretungen des Sympathicus erregen, setzen Noradrenalin aus dem Hypothalamus frei, so daß seine Konzentration in diesem Gebiet um maximal 50% verringert wird (VOGT, 1954, 1957). Man konnte sich eine kausale Beteiligung des freigesetzten Noradrenalins an der Erregung der sympathischen Zentren vorstellen. Auch haben MAO-Hemmkörper, die zu einer Erhöhung des Noradrenalin-Gehaltes im Gehirn führen, ebenfalls zentral erregende Wirkungen (siehe III C, 2 a α). Es lag nahe anzunehmen, daß das ständig in den sympathischen Zentren freigesetzte Noradrenalin durch MAO-Hemmkörper vor dem Abbau geschützt wird, sich deshalb anreichert und verstärkt wirksam wird.

Höhere Dosen von Reserpin führen zu einem fast völligen Schwund des Noradrenalins im Gehirn (HOLZBAUER und VOGT, 1956), wobei gleichzeitig starke zentrale Beruhigung eintritt, die man als das Gegenteil der sympathischen Erregung auffassen könnte. Eine starke Verringung des Noradrenalin-Gehaltes in den sympathischen Zentren würde also eine Einstellung ihrer Tätigkeit bedeuten. Es schien demnach zwischen der Funktion der sympathischen Zentren, dem Erregungszustand des Gehirns und dem Noradrenalin-Gehalt der entsprechenden Gehirnteile eine enge Beziehung zu bestehen. Freilich basierte diese Annahme auf der Voraussetzung, daß tatsächlich entweder das gesamte Noradrenalin im Gehirn, oder doch wenigstens der größte Teil davon, eben in diesen sympathischen Zentren enthalten ist. So einfach und schlüssig diese Annahme zu sein scheint, so kann sie aus folgenden Gründen nicht streng aufrecht erhalten werden: Kleine Dosen von Reserpin, die zu einer gleich starken Abnahme des Noradrenalins im Hypothalamus führen (etwa einer 50%igen) wie gewisse Dosen von Pikrotoxin oder β-Tetrahydronaphthylamin (VOGT, 1957) führen stets nur zu einer Beruhigung, während die zuletzt genannten Stoffe immer erregend wirken.

Auch zeigte es sich, daß nach Reserpindosen, die chronisch verabreicht wurden und das Noradrenalin im Gehirn nahezu völlig zum Schwinden bringen mußten, dennoch die sympathischen Zentren völlig normal funktionierten, wenn man dies nach der unveränderten elektrischen Aktivität des präganglionären Halssympathicus beurteilte (IGGO und VOGT). Diese Befunde deuten darauf hin, daß die zentrale Dämpfung nach Reserpin keineswegs mit einer Unterfunktion der sympathischen Zentren verbunden sein muß und daß die Rolle des Noradrenalins für solche Zentren und ihre Funktion durchaus hypothetisch ist. Jedenfalls kann die noradrenergische Natur der sympathischen Zentren bis jetzt keineswegs als bewiesen gelten.

Es wäre jedoch falsch aus den geschilderten Beobachtungen den Schluß zu ziehen, daß zwischen der Sedation durch Reserpin und dem Noradrenalin-Gehalt des Gehirns gar keine Beziehung besteht. Man muß vielmehr zwischen der Funktion der zentralen Repräsentation des peripheren Sympathicus einerseits und den „Weckmechanismen" des Gehirnes unterscheiden. Dies deuten u. a. auch neue histochemische Untersuchungen schwedischer Autoren an, welche zeigen, daß das Noradrenalin des Hypothalamus und des Hirnstammes an Synapsen lokalisiert ist, die funktionell verschiedenen Systemen angehören, so daß die celluläre Verteilung der Substanz keineswegs nur der Lage der sympathischen Zentren entspricht (siehe CARLSSON, 1964). Es ist also nicht gestattet, aus dem Vorkommen des Noradrenalins im Hypothalamus oder in der Formatio reticularis Rückschlüsse auf die Funktion nur eines einzigen Systems zu ziehen, es sei denn das Verhalten des Noradrenalins würde getrennt an den verschiedenen funktionellen Systemen dieser Regionen untersucht.

Für eine enge Beziehung zwischen den Weckmechanismen des Gehirnes und dem Noradrenalin sprechen immerhin einige pharmakologische Befunde: 1. Sympathicomimetische Stoffe wie Adrenalin, Noradrenalin, Amphetamin, Ephedrin und L-DOPA führen i. v. gegeben, im EEG zu Veränderungen im Sinne einer „arousal reaction" (siehe ROTHBALLER). 2. Amphetamin und L-DOPA wirken der Sedation durch Reserpin entgegen (TRIPOD et al.; CARLSSON et al., 1957 a; BLASCHKO und CHRUSCIEL). 3. L-DOPA erhöht, besonders nach Vorbehandlung mit MAO-Hemmkörpern, den Noradrenalin-Gehalt im Gehirn von Versuchstieren (siehe CARLSSON, 1959). 4. Von zwei Benzochinolizin-Derivaten mit Reserpinwirkung verminderte nur das eine (sedierende) den Noradrenalin-Gehalt des Gehirnes, während der 5-HT-Gehalt durch beide in gleichem Ausmaß vermindert wurde (PLETSCHER et al., 1959 b; vgl. dagegen BRODIE et al., 1960). Wichtig ist auch die Beobachtung von SPECTOR et al. (1965), daß nach chronischer Behandlung mit α-Methyl-p-tyrosin, welches die Tyrosinhydroxylase in vivo hemmt, das Gehirn an Noradrenalin, Dopamin, nicht jedoch an 5-HT, verarmte, wobei die Tiere zugleich Zeichen einer Sedation zeigten. Dieser Befund macht einerseits die Beteiligung von 5-HT an zentral ausgelösten Beruhigungswirkungen unwahrscheinlich und bedeutet gleichzeitig, daß es nicht die ständige Freisetzung kleiner, aber physiologisch wirksamer Mengen von Aminen im Gehirn sein kann, welche eine beruhigende Wirkung hat, wie dies BRODIE annimmt. Denn nach Behandlung mit α-Methyl-p-tyrosin kommt es nicht zu einer aktiven Freisetzung von Noradrenalin und Dopamin, sondern zu einem Schwund dieser Amine aus Mangel an Substrat.

Bei Schlußfolgerungen aus Versuchen mit Pharmaka wie L-DOPA, MAO-Hemmkörpern, Reserpin, oder α-Methyl-p-tyrosin, in denen der Gehalt des Noradrenalins im Gehirn geändert wurde, muß man allerdings stets berücksichtigen, daß derartige Stoffe ebenso auch den Stoffwechsel von Dopamin oder von 5-HT im Gehirn verändern, so daß es nicht sicher zu entscheiden ist, ob Befunde, die die Bedeutung des Gehirn-Noradrenalins beweisen sollen, nicht auch zugunsten der anderen Amine gedeutet werden können. So haben z. B. EVERETT und WIEGAND gemeint, daß mehr Argumente auf Dopamin als den Stoff hinweisen, der das Verhalten von Tieren (Erregung oder Dämpfung) beeinflußt und weniger Befunde auf Noradrenalin zu beziehen sind. Andererseits spricht vielleicht der Befund von CARLSSON (1964), daß Dihydroxyphenylserin, aus welchem Noradrenalin ohne die Zwischenstufe des Dopamins entsteht, ähnliche zentrale Erregungserscheinungen auslöst wie DOPA, doch eher für Noradrenalin als für die erwähnten Wirkungen verantwortlichen Stoff.

γ) Die Dopamin-Hypothese

Über Dopamin, dem eine ähnliche Wirkung zugeschrieben wird wie dem Noradrenalin des Gehirns (siehe oben), liegen eine Reihe von Befunden vor, welche es wahrscheinlich machen, daß es eine von Noradrenalin unabhängige Rolle im Gehirn spielt. Seine Verteilung im Gehirn ist von der des Noradrenalins verschieden, da Dopamin besonders in einigen Kernen des extrapyramidalen motorischen Systems angereichert ist. Die höchsten Dopamin-Werte findet man im Nucl. caudatus und im Putamen (also im Corpus striatum), dann folgt die Sustantia nigra und die Pars externa des Globus pallidus (BERTLER und ROSENGREN, 1959; SANO et al., 1959; EHRINGER und HORNYKIEWICZ; BERTLER, 1961 a; HORNYKIEWICZ, 1963). Die Lokalisation ist so auffällig, daß es nahe liegt, dem Dopamin eine besondere Rolle im extrapyramidalen motorischen System zuzusprechen. Diese Annahme wurde wesentlich durch den Nachweis gestützt, daß beim menschlichen Parkinson-Syndrom, einer Erkrankung, die im wesentlichen die extrapyramidalen Zentren ergreift, der Dopamingehalt im Corpus striatum und in der Subst. nigra sehr stark erniedrigt ist (EHRINGER und HORNYKIEWICZ; BERNHEIMER et al., 1963; HORNYKIEWICZ, 1963) und daß der Ersatz des fehlenden Dopamins durch Injektion von L-DOPA bei solchen Patienten die Akinese (BIRKMAYER und HORNYKIEWICZ, 1961, 1962, 1964) bzw. den

Rigor (BARBEAU et al., 1962) vorübergehend bessert. Da sowohl Reserpin (welches u. a. auch den Dopamingehalt des Gehirns herabsetzt) als auch Phenothiazinderivate (die ebenfalls Störungen des Dopaminstoffwechsels im Gehirn verursachen — siehe IC, 5 c), klinische Erscheinungen hervorrufen, die völlig einem Parkinson-Syndrom gleichen, so ist wohl die Hypothese, daß Dopamin für die Funktion des extrapyramidalen Systems wichtig ist, die experimentell am besten gestützte von den diskutierten Gehirnamin-Hypothesen. Dafür sprechen auch Versuche, bei denen es nach Zerstörung bestimmter Kerne des extrapyramidalen Systems zu Störungen des Dopamin-Stoffwechsels im Corpus striatum kam (SEITELBERGER et al.; POIRIER und SOURKES; ANDÉN et al., 1964 c). Die biochemischen Befunde beim menschlichen Parkinson-Syndrom sind demnach auch im Tierversuch reproduzierbar. Ausführliche Diskussion über Dopamin ·und Gehirnfunktion, siehe HORNYKIEWICZ (1966 b).

b) Der Mechanismus der Amin-Freisetzung durch Reserpin im ZNS

Der Wirkungsmechanismus der Amin-Freisetzung im ZNS durch Reserpin ist nicht so gut bekannt wie der in der Peripherie, was vor allem mit methodischen Schwierigkeiten zusammenhängt. Im wesentlichen scheint jedoch auch im ZNS Reserpin durch Hemmung der Aufnahme und Bindung dieser Stoffe zu einer Verarmung an Aminen zu führen. Hierfür spricht unter anderem ein Befund von GREEN und SAWYER, daß nach Reserpinbehandlung im Rattenhirn der Anteil des an Partikel gebundenen Noradrenalins abnimmt, während gleichzeitig die Fraktion des freien Amins vergrößert ist. Ebenso wie in der Peripherie, scheint Reserpin auch im Gehirn die Noradrenalin-Synthese aus Dopamin indirekt zu verhindern; dafür spricht auch, daß durch nachfolgende MAO-Hemmer die Noradrenalin-Entleerung nicht rückgängig gemacht wird. Zu ähnlichen Ergebnissen wie GREEN und SAWYER kamen auch GIARMAN und SCHANBERG, welche die Wirkung von Reserpin auf freies und gebundenes 5-HT im Rattenhirn untersuchten. Am Kaninchen konnten allerdings WEIL-MALHERBE und BONE, WEIL-MALHERBE et al. sowie BERTLER et al. (1960) keine Veränderungen in der relativen Verteilung von freien oder gebundenen Catecholaminen im Gehirn nach Gaben von Reserpin beobachten. Hierfür mögen allerdings Speciesunterschiede eine Rolle spielen. Für die Möglichkeit, daß durch Reserpin auch die Aufnahme von neu synthetisiertem 5-HT in die nervösen Elemente des ZNS blockiert werden kann, spricht ein Befund von KUNTZMAN et al., daß die bei normalen Tieren beobachtete Zunahme der 5-HT-Konzentration nach Injektion von 5-HTP nach Vorbehandlung mit Reserpin ausbleibt.

Die Geschwindigkeit, mit der Reserpin nach i. v. Injektion zu einer Entleerung der Gehirnamine führt, ist für die einzelnen Amine verschieden: 5-HT und Dopamin werden offenbar rascher freigesetzt als Noradrenalin (siehe BERTLER, 1961 b). Das dürfte auf der verschieden großen Umsatzrate beruhen, denn viele Befunde sprechen dafür, daß 5-HT und Dopamin im Gehirn rascher umgesetzt werden als Noradrenalin (UDENFRIEND et al., 1958; HOLZER und HORNYKIEWICZ; CARLSSON et al., 1959 a).

Nach Reserpingaben kommt es zu einem Anstieg der Konzentration von 3,4-Dihydroxyphenylessigsäure, Homovanillinsäure und von 5-Hydroxy-indolessigsäure im Gehirn (ANDÉN et al., 1963 b, 1964; ROOS und WERDI-NIUS), was darauf hinweist, daß nach Reserpin mehr Dopamin und 5-HT dem enzymatischen Abbau durch die O-Methyltransferase und durch die MOA ausgesetzt ist als unter normalen Bedingungen (vgl. auch ROSEN-GREN). Alle diese Befunde sprechen dafür, daß Reserpin im Gehirn nicht die Synthese von Dopamin und 5-HT beeinflußt, sondern — wie erwähnt — nur die Speicherung.

c) Der Zusammenhang zwischen Aminentleerung und den zentralen Reserpinwirkungen

Es ist unmöglich, alle Untersuchungen zu besprechen, die einen Zusammenhang zwischen der Amin-Entleerung im Gehirn und den zentralen Wirkungen von Reserpin herzustellen trachten. Die wichtigsten Befunde hat in letzter Zeit LEWIS übersichtlich dargestellt; einige davon wurden auch in den vorangehenden Abschnitten kurz behandelt.

Für einen Zusammenhang, der wohl zugegeben werden muß, spricht die Tatsache, daß nicht nur Reserpin selbst die Funktionen des Gehirns in charakteristischer Weise beeinflußt, sondern ebenso auch Reserpinanaloga wie die Benzochinolizine, aber auch chemisch dem Reserpin ganz unähnliche Stoffe wie α-Methyl-DOPA bzw. α-Methyl-p-tyrosin, die nur das eine mit Reserpin gemein haben, daß sie die Konzentration der Amine im Gehirn (oder doch einzelner von ihnen) herabsetzen. Ferner kann der bekannte Antagonismus zwischen der Wirkung von MAO-Hemmkörpern und Reserpin als Hinweis für den Zusammenhang der Reserpinwirkungen mit der Aminentleerung angeführt werden: Vorbehandlung mit MAO-Hemmkörpern hebt nämlich nicht nur die meisten zentralen und peripheren Wirkungen von Reserpin auf, sondern parallel damit auch die Entleerung des Gehirnes von Aminen, was kaum auf einem zufälligen Zusammentreffen beruhen kann.

Schwierig ist dagegen die Zuordnung einzelner zentraler Reserpinwirkungen zur Abnahme eines bestimmten Amins im Gehirn. Wie schon erwähnt wurde, haben manche Untersucher die zentral dämpfende Wirkung von Reserpin mit der Freisetzung von 5-HT in Zusammenhang gebracht, während andere mehr die Verarmung an Catecholaminen hierfür verantwortlich machen. Uns scheint der Zusammenhang zwischen der Beeinflussung der extrapyramidalen Funktionen durch Reserpin (Parkinsonismus) in Verbindung mit der Veränderung des Dopaminstoffwechsels im Gehirn, experimentell am besten gesichert zu sein.

In letzter Zeit haben FELDBERG und MYERS (1963; 1964) Befunde mitgeteilt, die es wahrscheinlich machen, daß 5-HT und Noradrenalin im Hypothalamus für das Funktionieren des Wärmeregulationszentrums wesentlich sind. Vielleicht kann die Beeinträchtigung der Wärmeregulation nach Reserpin (siehe dieser Abschnitt, 3 c) auf die Verarmung des Hypothalamus an diesen Aminen zurückgeführt werden.

d) Andere biochemische Reserpinwirkungen im ZNS

BALZER et al. (1961 a) fanden, daß an Mäusen Reserpin eine lang anhaltende Verringerung der Konzentration an γ-Aminobuttersäure im Gehirn hervorruft, was zu einer Senkung der Krampfschwelle für den Elektroschock führt. Die krampffördernde Wirkung von Reserpin (siehe dieser Abschnitt, 7 b) mag teilweise hierauf beruhen. Die Frage kann jedoch erst entschieden werden, wenn die Bedeutung der γ-Aminobuttersäure für die Gehirnfunktion genauer bekannt ist.

ABOOD und ROMANCHEK fanden, daß Reserpin in höheren Dosen die oxydative Phosphorylierung in Rattenmitochondrien entkoppelt. LISOVSKAYA und LIVANOVA (cit. nach LEWIS) leugnen dies. KIRPEKAR und LEWIS berichteten über Abnahme des ATP-Gehaltes im Gehirn nach Reserpin, während BALZER et al. (1961 b) weder im Gehalt an ATP, noch an ADP und AMP Veränderungen nach Reserpin finden konnten. Die zuletzt Genannten haben dagegen im Gehirn eine Steigerung des Glykogengehaltes und eine Abnahme des Milchsäurespiegels als Folge einer Reserpingabe beschrieben. Diese uneinheitlichen Befunde machen es nicht wahrscheinlich, daß die zuletzt geschilderten biochemischen Wirkungen die Grundlage der zentralen Reserpinwirkung darstellen.

2. Wirkungen auf das Rückenmark

SCHNEIDER et al. (1955 a) berichteten, daß Reserpin in Dosen von 5 mg/kg i. v. bei Spinalkatzen den Patellarsehnenreflex steigert. Die monosynaptischen Potentiale im Rückenmark wurden dabei ebenfalls verstärkt. Demgegenüber konnten andere Autoren entweder keine Wirkung auf die Reflextätigkeit des Rückenmarkes feststellen (ESPLIN und HEATON) oder sogar eine Hemmung der mono- und polysynaptischen Potentiale durch Reserpin erzielen (KRIVOY; SILVESTRINI und MAFFII). Vielleicht können erst kürzlich von ROOS und STEG sowie von STEG erhobene Befunde die Widersprüche in der Literatur klären. Diese Autoren fanden, daß bei Ratten nach Reserpinbehandlung zugleich mit dem Auftreten der Rigidität die γ-Faseraktivität gehemmt, aber die Erregbarkeit der α-Motoneurone gesteigert war. Die monosynaptischen Reflexe waren ebenfalls gesteigert. Dabei glauben die Autoren, daß der Angriffspunkt des Reserpins weder in der Peripherie, noch im Rückenmark zu suchen ist, sondern vielmehr in supraspinalen Zentren, denn an Spinaltieren waren alle diese Reserpinwirkungen aufgehoben. An mit Reserpin vorbehandelten Ratten stellte Verabreichung von L-DOPA die normalen Verhältnisse wieder her, so daß man die abnorme Reflexsteigerung wohl mit einer Entleerung der extrapyramidalen Zentren (Substantia nigra?) an Dopamin erklären kann: Die Analogie zum Rigor der Parkinsonkranken liegt auf der Hand (vgl. dieser Abschnitt 6 a und b).

3. Beeinflussung medullärer, meso- und diencephaler vegetativer Funktionen durch Reserpin

a) Antiemetische Wirkung

Die antiemetische Wirkung von Reserpin ist bei weitem nicht so spezifisch wie die der Phenothiazinderivate, so daß z. B. das Apomorphinerbrechen erst durch Dosen beeinflußt wird, die eine starke zentral dämpfende Wirkung haben (MALTHORA und SIDHU).

b) Beeinflussung zentraler Kreislaufregulationen

In der experimentellen Literatur herrscht keine einheitliche Meinung in der Frage, ob Reserpin die Funktion der medullären oder hypothalamischen Kreislaufzentren direkt beeinflußt oder nicht. BEIN (1956) hat in seiner Übersicht die Gründe zusammengestellt, die dafür sprechen. Dagegen haben WANG et al. (dort auch Literatur über diese Frage nach 1956!) keinen Anhaltspunkt für eine direkt hemmende Wirkung des Reserpins auf medulläre oder hypothalamische Regulationszentren für den Kreislauf gefunden. Prinzipiell muß dazu Folgendes gesagt werden: 1. Versuche mit i. v. Reserpininjektionen sind zur Entscheidung dieser Frage ungeeignet, weil die dabei auftretenden peripheren Wirkungen auf das sympathische Nervensystem ein Urteil darüber, ob auch eine zentrale Wirkung auf den Kreislauf beteiligt ist, nicht zulassen. 2. Versuche, in denen Reserpin (nach zentraler oder peripherer Verabreichung) in kurzer Zeit, also nach 20—30 min Wirkungen auf den Kreislauf ausübt, sind mit großer Vorsicht zu interpretieren. Es ist nämlich bekannt, daß die meisten zentralen Wirkungen dieses Stoffes eine lange, etwa 3—4 Std. dauernde Latenz haben. 3. Aus dem gleichen Grunde können auch Versuche, die nach Reserpingaben nur durch 1—2 Std. fortgesetzt werden, die Frage, ob es die Kreislaufzentren und ihre Funktion beeinflußt, nicht entscheiden. Unter Beachtung solcher Verhältnisse haben kürzlich VAN ZWIETEN et al. gezeigt, daß nach Injektion kleiner Reserpindosen (bis zu 80 γ/kg) in die A. vertebralis von Katzen, der Carotissinus-Entlastungsreflex erst nach einer Latenz von 3—4 Std. signifikant gehemmt war. Zugleich kam es zu einer maximalen Entleerung des Gehirns an Catecholaminen, während der Noradrenalin-Gehalt des Herzens ganz unverändert blieb, so daß in diesen Versuchen eine periphere Reserpinwirkung sehr unwahrscheinlich ist. Die Autoren zeigten auch, daß in ihren Versuchen Reserpin elektiv nur die Chemoreceptoren-Komponente des Entlastungsreflexes verringerte. Da aber nach BEIN (1955) die Substanz keine direkte Wirkung auf die Chemoreceptoren des Carotissinus selbst hat, muß man annehmen, daß sie selektiv die Funktion derjenigen Zentren beeinflußt, welche auf periphere chemische Reize ansprechen. Dieser Befund stimmt mit der Feststellung BEINS (1956) überein, daß die atemdämpfende Wirkung von Reserpin, die man an allen untersuchten Tierarten feststellen konnte, ebenfalls durch jene Gehirnareale vermittelt wird, auf welche die zentripetalen Chemoreceptorenfasern einwirken.

c) Beeinflussung der Körpertemperatur

Die Körpertemperatur von Mäusen, Ratten, Meerschweinchen, Katzen, Hunden und Affen wird durch Reserpin gesenkt (Lit. siehe BEIN, 1956). Dies scheint auf einer Ausschaltung der Temperaturregulations-Zentren zu beruhen. Bei hoher Umgebungstemperatur wurde nach Reserpin auch eine Steigerung der Körpertemperatur beobachtet. Die hypotherme Reserpinwirkung ist beim Menschen nicht stark ausgebildet: Es hat, im Gegensatz zu Chlorpromazin, keine echte antipyretische Wirkung. Bei Kaninchen konnte z. B. ein durch pyrogene Stoffe ausgelöstes Fieber nicht beeinflußt werden (BEIN et al.).

Im Zusammenhang mit der Reserpinwirkung auf temperaturregulierende Zentren ist die Hypothese von der Bedeutung des Noradrenalins und 5-HT für deren Funktion von großem Interesse (FELDBERG und MYERS, 1963, 1964). Wenn man mit FELDBERG annimmt, daß durch Änderungen in der Konzentration dieser Amine, die Funktion der Temperatur-Regulationszentren positiv oder negativ beeinflußt wird, dann ist die Hypothese berechtigt, daß Reserpin durch Verminderung des Catecholamin- und 5-HT-Gehaltes im Hypothalamus die temperaturregulierenden Mechanismen unwirksam macht.

Eine andere hypothalamisch regulierte Funktion, der *Appetit*, wird durch Reserpin (ebenso wie durch Phenothiazinderivate) gesteigert, so daß bei chronischer Reserpinbehandlung Gewichtszunahmen nicht selten sind.

d) Die Beeinflussung zentraler sympathischer Mechanismen

Die „Sham-rage"-Reaktion, die bei decerebrierten Katzen durch geringe äußere Reize auslösbar ist und mit einer Aktivierung des ganzen zentralen und peripheren sympathischen Nervensystems einhergeht (siehe I C, 2 e), wird durch Reserpin gedämpft, jedoch offenbar nicht völlig unterdrückt (siehe SCHNEIDER et al., 1955).

IGGO und VOGT haben Versuche durchgeführt, welche die Frage klären sollten, ob durch Reserpin die Aktivität der zentralen Repräsentationen des peripheren sympathischen Nervensystems beeinträchtigt wird oder nicht. Sie registrierten bei mit Reserpin vorbehandelten Katzen die Aktionspotentiale im präganglionären Halssympathicus und konnten keine verminderte Aktivität dieser Nervenfasern gegenüber Kontrollen beobachten. Hieraus wurde geschlossen, daß Reserpin selbst in Dosen, welche die periphere Wirkung des Sympathicus ganz unterdrücken und auch die Catecholamin-Speicher des Gehirnes entleeren, dennoch die Aktivität des präganglionären Sympathicus nicht verändert. BEIN beobachtete allerdings nach Reserpingaben eine völlige Unterdrückung der elektrischen Tätigkeit an den sympathischen Herznerven (BEIN, 1955). (Dazu vergleiche auch dieser Abschnitt, 1 a, β.)

4. Die Beeinflussung elektrophysiologischer Vorgänge im Gehirn

a) Veränderungen im EEG

Zahlreiche Untersuchungen sowohl am Menschen, wie auch an verschiedenen Tierarten beschäftigen sich mit Wirkungen des Reserpins auf das EEG. (Die Literatur wird bei LEWIS ausführlich diskutiert.)

Das spontane EEG des Menschen wird durch therapeutische Reserpindosen in keiner Weise verändert (MONROE et al.; ARELANO und JERI; DENNISON et al.; HAFKENSCHIEL et al.). Auch bei Affen (SCHNEIDER und EARL) und bei Katzen (KILLAM und KILLAM, 1957) beeinflußt Reserpin das spontane EEG nur wenig. Dieses Fehlen gröberer EEG-Veränderungen steht dabei im Gegensatz zu dem gleichzeitig ausgeprägten Bild einer zentralen Sedierung durch Reserpin. Bei Katzen verändert Reserpin weder die Schwelle, noch die Dauer der EEG- und Verhaltens-Weckreaktion, die nach direkter Reizung der Formatio reticularis auftritt (KILLAM und KILLAM, 1957).

Nach BARRACLOUGH verändert Reserpin auch bei Ratten die Reizschwelle im Mittelhirn für die Auslösung einer Weckreaktion nicht. Nach TAKAORI und DENEAU erhöht Reserpin bei Affen die Reizschwelle für die direkte Reizung der Formatio reticularis für eine EEG- und Verhaltens-Weckreaktion. Dagegen scheinen sich Kaninchen gegenüber Reserpin qualitativ verschieden zu verhalten. So berichten GANGLOFF und MONNIER (1955), daß Reserpin bei dieser Species die Reizschwelle im Cortex und im Zwischenhirn deutlich erhöht und die durch niederfrequente Reizung der pontobulbären Formatio reticularis im Thalamus und im Cortex ausgelösten Spitzenentladungen unterdrückt. Darüber hinaus haben RINALDI und HIMWICH (1955 a, b), GANGLOFF und MONNIER (1955), KIKUCHI sowie SAILER und STUMPF festgestellt, daß bei mit Reserpin behandelten Kaninchen nach einer Latenzzeit von etwa 30 min eine Frequenzzunahme und Abflachung im corticalen EEG auftritt. RINALDI und HIMWICH führten die beobachteten Veränderungen im EEG auf eine Erregung des aszendierenden reticulären Systems durch Reserpin zurück und SAILER und STUMPF bestätigten diese Annahme dadurch, daß sie fanden, daß Durchschneidung des Mittelhirns in der Höhe der vorderen Vierhügel diese EEG-Weckreaktion aufhob. Interessant ist auch die Beobachtung von SAILER und STUMPF, daß Reserpin die EEG-Weckreaktion nach Mescalin oder LSD verhindert. Dieser Antagonismus muß offenbar rostral von der Vierhügelplatte stattfinden, weil bekanntlich die Durchtrennung des Mittelhirnes in dieser Höhe weder die EEG-Wirkungen des Meskalins noch die von LSD unterdrückt. Im Gegensatz zu den eben zitierten Arbeiten berichtete KIKUCHI, daß bei nicht narkotisierten Kaninchen die EEG-Weckreaktion nach Reserpingaben herabgesetzt war.

Kürzlich haben HIMWICH und seine Mitarbeiter (PSCHEIDT et al.) nochmals die Reserpinwirkung auf das Kaninchen-EEG untersucht. Sie kommen zu dem Ergebnis, daß es nicht gleichgültig sei, ob man Reserpin vor dem chirurgischen Eingriff (Implantation der Elektroden) oder nachher gibt. Die stundenlang anhaltende EEG-Weckreaktion bei Kaninchen, die Reserpin erst *nach* dem chirurgischen Eingriff erhielten, wird als Artefakt bezeichnet. Bei Kaninchen, die Reserpin *vor* dem Eingriff bekamen, zeigte es sich, daß zwar 30—60 min nach der Verabreichung eine Aktivierung des EEG beobachtet werden konnte, jedoch nach 5 Std. im EEG die typischen Zeichen einer Sedation auftraten. Die Autoren nehmen daher eine zweifache Wirkung von Reserpin an: Zunächst eine Phase der Aktivierung, die mit der erhöhten Freisetzung von Catecholaminen und 5-HT in Verbindung gebracht wird, und später, vielleicht als Folge einer Entleerung der Gehirnamine, eine Phase der Sedierung, in der auch Schmerzreize keine EEG-Weckreaktion mehr auslösten.

b) Beeinflussung der thalamischen Projektionssysteme

In der Literatur liegen einige Befunde über die Beeinflussung der spezifischen Thalamuskerne durch Reserpin vor. GANGLOFF und MONNIER (1957) beobachteten eine Erhöhung der Reizschwelle für Nachentladungen bei Reizung des lateralen Thalamus durch höhere Reserpindosen (bis zu 2 mg/kg) an nicht narkotisierten Kaninchen, wobei aber die Dauer der Nachentladung nicht beeinflußt wurde. Bei Reizung des Nucl. anterior dorsalis bei Affen haben DELGADO und MIHAILOVIC eine Erniedrigung der Schwelle für die Auslösung von Nachentladungen beobachtet.

Die Berichte über Beeinflussung des diffusen thalamischen Projektionssystems durch Reserpin klingen sehr widersprechend. GANGLOFF und MONNIER (1957) beschrieben, daß nach 1,5 mg/kg Reserpin bei Kaninchen die corticale „Recruiting response" nach Reizung des diffusen thalamischen Projektionssystems zunächst erhöht, nach 1—2 Std. jedoch herabgesetzt war. KIKUCHI konnte allerdings bei nicht narkotisierten Kaninchen entweder keine Wirkung von Reserpin, oder eine leichte Dämpfung der corticalen

„Recruiting response" feststellen. Nach KILLAM und KILLAM (1956) sowie SIGG und SCHNEIDER hat Reserpin bei Katzen keinen Einfluß auf die „Recruiting response" bei Reizung der Kerne des diffusen thalamischen Projektionssystems.

c) Beeinflussung des limbischen Systems

Eine Reihe von Autoren vertritt den Standpunkt, daß Reserpin entweder keinen, oder doch nur einen geringen Einfluß auf die Funktionen und Reaktionsweisen des limbischen Systems ausübt. So sahen z. B. MONROE et al. bei schizophrenen Patienten unter akuter oder chronischer Behandlung mit der Substanz keinen Einfluß auf die spontane elektrische Tätigkeit des Nucl. amygdalae oder des Hippocampus. Auch bei Affen hatte Reserpin keine besondere Wirkung auf das limbische System (DELGADO und MIHAILOVIC; TAKAORI und DENEAU).

Demgegenüber beschrieben MacLEAN et al. im Katzenhippocampus nach Gabe von Reserpin langsame Wellen, ähnlich wie nach lokaler Anwendung von Carbaminoylcholin. Auch die Veränderungen im allgemeinen Verhalten der Tiere und der bedingten Reflexe waren nach örtlicher Einwirkung von Carbaminoylcholin auf den Hippocampus und nach Reserpin gleich. GANGLOFF und MONNIER (1957) beobachteten mit höheren Reserpindosen das Auftreten von Krampfpotentialen im limbischen System von Kaninchen. Die Schwelle für Nachentladungen wurde nicht beeinflußt, ihre Dauer aber etwas verlängert. Auch KILLAM et al. (1957) machten die gleiche Feststellung. Nach chronischer Verabreichung trat dagegen bei Katzen eine Schwellenerniedrigung auf, wobei im Hippocampus spontane Krampfpotentiale sichtbar wurden (KILLAM und KILLAM, 1957). Reserpindosen von 1 mg/kg erhöhten nach SIGG und SCHNEIDER die Dauer der Nachentladungen bei Reizung des Nucl. amygdalae und des Hippocampus bei Spinalkatzen. Nicht alle diese positiven Befunde blieben jedoch unwidersprochen: So bestreiten z. B. HAMEL und KAELBER einige der von MacLEAN bzw. von KILLAM festgestellten Phänomene sehr entschieden.

Wenn man die Wirkung von Reserpin auf das limbische System als gegeben ansieht, dann ist es naheliegend, sie mit der Entleerung von 5-HT (und Catecholaminen?) in Zusammenhang zu bringen, die gerade in diesen Regionen in relativ hoher Konzentration gefunden werden. Aber der Zusammenhang zwischen den genannten elektrophysiologischen Erscheinungen und der physiologischen Bedeutung von 5-HT in diesem Gebiet ist noch immer nicht klar erwiesen.

d) Wirkungen auf den Cortex

Die meisten Untersucher haben keine ausgeprägten Wirkungen von kleinen Reserpingaben auf den Cortex gefunden (SCHNEIDER et al., 1955 a; DELGADO und MIHAILOVIC; TAKAORI und DENEAU; BEIN, 1955). Nach

GANGLOFF und MONNIER (1957) führen große Dosen (bis zu 2 mg/kg) an Kaninchen zu einer Erhöhung der Schwelle für corticale Nachentladungen ohne ihre Dauer zu verändern.

5. Ergebnisse der Verhaltensforschung

a) Beeinflussung des allgemeinen Verhaltens

Die auffallendste zentrale Wirkung von Reserpin ist die Sedation und motorische Beruhigung, die bei vielen Species beobachtet wurde (Lit. siehe BEIN, 1956). Dieser Zustand unterscheidet sich deutlich von den Erscheinungen nach Verabreichung von Schlafmitteln oder Allgemeinanaesthetica. Auch nach sehr hohen Dosen tritt nie Narkose ein. Die Tiere sind jederzeit aus ihrem apathischen Zustand durch äußere Reize zu erwecken, fallen aber nachher stets wieder in ihren schlafähnlichen Zustand zurück. Katzen und Hunde nehmen unter der Einwirkung von Reserpin nicht selten ihre natürliche Schlafstellung ein und auch das für sie charakteristische Verhalten, das dem Schlaf vorangeht, ist dabei zu sehen. Schon CHUSID et al., besonders aber COLE und GLEES sahen bei Affen (Macaca mulatta, Macaca nemestrina) nach i. v. Gabe von 1—1,5 mg/kg eine eigentümliche „embryonale" Haltung und starken Tremor. Man kann dabei den Tieren unnatürliche Haltungen aufzwingen, die nicht spontan korrigiert werden. Ähnlich wie bei der sogenannten Bulbocapnin-Katalepsie, halten die Tiere z. B. Nahrungsmittel im Maul, ohne sie zu verzehren, auch zeigen sie die für toxische Katalepsie charakteristische Steigerung der Greifreflexe. Die Reserpin-Katalepsie ist auch an einer Reihe von anderen Tierarten zu zeigen. Sehr charakteristisch für Reserpin ist auch sein „zähmender" Effekt, der besonders schön bei aggressiven Affen gesehen wird (CHUSID et al.; PLUMMER et al., 1954; WEISKRANTZ und WILSON). Die Hemmung der „Sham-rage" wurde schon erwähnt.

Die Wirkung des Reserpins beim Menschen wurde besonders von LEHMANN und CSANK mit einer psychologischen Testserie untersucht. Dabei zeigte es sich, daß Reserpin, ganz im Gegensatz zu Chlorpromazin, die Nachbildempfindlichkeit erhöht. WATT und CROOKES schlossen aus ihren Versuchen an manischen weiblichen Patienten, daß Reserpin den visuellen Einstrom hemmte, während motorische und assoziative Funktionen, im Gegensatz zu Chlorpromazin, unbeeinflußt blieben.

b) Beeinflussung des (durch Lernen) bedingten Verhaltens

Die Möglichkeit, durch Training ein bedingtes Verhalten zu induzieren, sowie die Schwierigkeit, erhaltene Befunde zu interpretieren, wurde schon bei den Phenothiazinderivaten besprochen (siehe I C, 4 b). Prinzipiell kann aus der vorliegenden Literatur geschlossen werden, daß Reserpin bei allen untersuchten Tierarten das bedingte Verhalten hemmen kann. Eine ausführlichere Besprechung findet man bei JACOBSEN sowie DEWS und MORSE. So wird z. B. die bedingte Fluchtreaktion bei Ratten, Hunden und bei Affen durch Reserpin in ähnlicher Weise unterdrückt wie nach Chlorpromazin, jedoch selten ganz aufgehoben. Bei allen angewandten Methoden unterdrückte Reserpin auch den Trieb zur Erlangung einer Belohnung (BRADY). Mit der bereits geschilderten Methode der Selbstreizung im Gehirn (siehe I, C 4 b) von OLDS wurden mit Reserpin ähnliche Wirkungen wie bei Chlorpromazin gefunden, nämlich eine Hemmung der Reizhäufigkeit beim Sitz der Elektroden im Hypothalamus oder im Nucl. amygdalae (OLDS et al., 1956). Manchmal fehlten solche Wirkungen (OLDS et al., 1957).

Die durch Reserpin bedingte Unterdrückung einer bedingten Fluchtreaktion bei Mäusen und Katzen kann durch Injektion von L-DOPA aufgehoben werden, wobei diese Wirkung von L-DOPA mit dem Wiederanstieg des Dopamins im Gehirn parallel geht, nicht aber mit dem des Noradrenalins (SEIDEN und CARLSSON, 1963, 1964; SEIDEN und HANSON). Da die Hemmung der bedingten Fluchtreaktion durch Reserpin und durch Phenothiazinderivate wahrscheinlich ein Ausdruck der Beeinflussung extrapyramidaler Zentren ist (siehe I C, 4 b), so würden die genannten Befunde darauf hinweisen, daß die extrapyramidalen Reserpinwirkungen durch L-DOPA aufhebbar sind und daß dabei das Gehirn-Dopamin eine wichtige Rolle spielt, was mit anderen Befunden in Einklang steht (vgl. dieser Abschnitt, 6 b). Es ist daher auch nicht anzunehmen, daß die geschilderten Versuche mit L-DOPA eine Aussage über den Mechanismus der zentral *dämpfenden* Reserpinwirkung zulassen. Es ist überhaupt nicht sicher, daß die Veränderung des bedingten Verhaltens von Tieren nach Reserpin mit der Entleerung der Gehirnamine zusammenhängt. So fanden WEISSMAN und FINGER, daß nur eines von zwei Reserpin-ähnlich wirkenden Benzochinolizinen eine Aminentleerende Wirkung hatte, aber beide in gleicher Weise eine bedingte Fluchtreaktion beeinflußten. Für einen Zusammenhang von Aminentleerung durch Reserpin und seiner therapeutischen Wirkung bei Psychosen gibt es erst recht keine gesicherten Beweise.

6. Extrapyramidale motorische Störungen beim Menschen und Katalepsie bei Tieren

a) Parkinson-Syndrom beim Menschen und Katalepsie bei Tieren

Schon die ersten indischen Untersuchungen über die klinischen Wirkungen von Rauwolfia-Extrakten berichteten über das Auftreten von reversiblen extrapyramidalen Symptomen, weil Reserpin ebenso wie die Phenothiazinderivate ein Parkinson-ähnliches Syndrom erzeugen kann, wobei das klinische Bild weitgehend identisch ist, so daß hier nicht mehr darauf eingegangen werden soll. Die Empfindlichkeit einzelner Patienten gegenüber dieser Nebenwirkung des Reserpins ist außerordentlich verschieden. In den meisten Fällen tritt jedoch der Reserpinparkinsonismus erst bei einer Dosierung von 2 mg pro Tag auf. Die gleichen Patienten, die leicht einen Phenothiazin-Parkinsonismus bekommen, sind auch gegen Reserpin besonders empfindlich. Besonders häufig führt eine Kombination beider Präparate zu Parkinsonismus. Der Reserpin-Parkinsonismus läßt sich mit den konventionellen Anti-Parkinsonmitteln ebenso bekämpfen wie der Phenothiazin-Parkinsonismus. Nach Absetzen des Reserpins schwinden die extrapyramidalen Erscheinungen, wenn auch oft sehr langsam.

Die geschilderten Wirkungen, die mit starker Akinese verknüpft sind, machen es begreiflich, daß Reserpin eine dämpfende Wirkung auf die Hyperkinesie bei Chorea Huntington hat, wobei die Unterdrückung der Motorik bis zur völligen Immobilisierung des Kranken (Akinese) fortschreiten kann.

Die Katalepsie bei Laboratoriumstieren wurde von vielen Autoren nach Reserpin beschrieben, so bei Mäusen, Ratten, Kaninchen, Katzen und Affen (Lit. vergleiche STUMPF, ZETLER et al.). Die Affenversuche von CHUSID et al., die nach 1 mg/kg Reserpin i. v. grobschlägigen Tremor, Hyperkinese, Verharren in semistuporösem Zustand und das Unvermögen der Tiere, unbequeme Haltungen zu korrigieren, beschrieben haben, wurden oben schon erwähnt. Zusätzlich haben COLE und GLEES an Macaca nemestrina und Macaca mulatta nach hohen Dosen von Reserpin (5 mg/Tier) als typisches Symptom des kataleptischen Zustandes das Unvermögen der Tiere beschrieben, ins Maul gesteckte Nahrung zu kauen oder zu schlucken.

b) Zur Frage des Mechanismus der extrapyramidalen Wirkungen des Reserpins

Es wurde bereits betont, daß von allen zentralen Reserpinwirkungen die Beeinflussung der extrapyramidalen Zentren biochemisch am besten fundiert ist — sie stützt sich auf die Hypothese von der Bedeutung des Dopamins für diese Zentren. Es ist in der Tat überraschend, wie gut die Übereinstimmung des genuinen Parkinson-Syndroms beim Menschen (vor allem des postencephalitischen Parkinsonismus) mit dem Reserpin-Parkinsonismus biochemisch herzustellen ist. Im Tierversuch entleert Reserpin die extrapyramidalen Kerne Nucl. caudatus und Putamen (= Corpus striatum) an Dopamin und auch für die Subst. nigra ist Gleiches anzunehmen. Wie HORNYKIEWICZ u. Mitarb. in einer Reihe von Untersuchungen gezeigt haben (siehe HORNYKIEWICZ, 1964 c, 1966 a), herrscht auch beim genuinen Parkinson-Syndrom des Menschen in den genannten Zentren ein Dopaminmangel. Ersatz des fehlenden Amins durch Injektion von L-DOPA, welches als Vorstufe des Dopamins im Gegensatz zu diesem die Blut-Hirnschranke durchdringt, bessert sowohl beim Reserpin-Parkinsonismus die Akinese und den Rigor

(DEGKWITZ et al.) als auch beim menschlichen Parkinson-Syndrom (BIRK-MAYER und HORNYKIEWICZ, 1961, 1962, 1964; BARBEAU et al., 1962; GERSTENBRAND und PATEISKY; GERSTENBRAND et al.; FRIEDHOFF et al.; HIRSCHMANN und MAYER; UMBACH und BAUMANN). Dieser therapeutische Effekt wird durch MAO-Hemmkörper, die selbst eine schwache derartige Wirkung haben, wesentlich verstärkt und verlängert. Auch die bereits beschriebenen Befunde von ROOS und STEG sowie von STEG weisen auf eine auffallende Analogie zwischen dem Rigor beim Parkinsonsyndrom und beim Reserpin-Parkinsonismus hin. Bei beiden Zustandsbildern besteht offenbar eine starke Erregbarkeitssteigerung der α-Motoneurone bei einer entsprechenden Hemmung der γ-Faseraktivität. Der Zustand nach Reserpin ließ sich dabei ebenso wie der Rigor der Parkinson-Kranken durch L-DOPA beseitigen. Die Autoren glauben, daß der Angriffspunkt dieser Reserpinwirkung supraspinal sein müsse. Kürzlich haben BIRKMAYER und HORNYKIE-WICZ (1964) den möglichen Angriffspunkt der Parkinson-erzeugenden Reserpinwirkung diskutiert. Sie kommen zu dem Schluß, daß das morphologische Substrat dazu die Neurone der Subst. nigra sein dürften. Hierfür wird Folgendes als Stütze angeführt: 1. Schwere Fälle von Parkinsonismus werden durch Reserpin in ihrer extrapyramidalen Motorik weniger stark verschlechtert als leichte Fälle. Nun ist es bekannt, daß die Ausdehnung der Zerstörung in der Subst. nigra mit der Schwere der Parkinsonerkrankung parallel geht, die auch nach HASSLER deren anatomisches Hauptsubstrat ist. Es liegt daher der Schluß nahe, daß die extrapyramidalen Reserpin-Wirkungen an die Intaktheit der Neurone der Subst. nigra gebunden sind. 2. Dagegen scheint die Unversehrtheit des Corpus striatum für den Reserpin-Parkinsonismus keine wesentliche Bedeutung zu haben. Denn obwohl dieses bei der Chorea Huntington stark in Mitleidenschaft gezogen ist (vor allem durch das Zugrundegehen der kleinen Ganglienzellen), wirkt Reserpin bei dieser Erkrankung, bei der die Subst. nigra intakt bleibt, noch immer Parkinson-erzeugend.

HIMWICH und RINALDI haben die Hypothese aufgestellt, Reserpin führe ebenso wie Chlorpromazin dadurch zu extrapyramidalen Erscheinungen, weil es eine ungeordnete Hyperaktivität der deszendierenden Mechanismen der Formatio reticularis erzeuge. Sie stützen sich dabei auf Befunde, in denen Reserpin die aszendierenden Systeme der Formatio reticularis erregte (siehe dieser Abschnitt 4 a). Wie jedoch bereits erwähnt wurde, fand HIMWICH bei einer kürzlich erschienenen Überprüfung der älteren Befunde, daß Reserpin nur zu einer kurz dauernden Erregung der aszendierenden Formatio reticularis führt, nachher aber eine langanhaltende Dämpfung dieses Gebietes macht (PSCHEIDT et al.). Ebenso wie bei den Phenothiazinen kann man deshalb auch bei Reserpin eher die Dämpfung bestimmter Zentren des Hirnstammes (etwa der Subst. nigra) als Ursache der extrapyramidalen Erscheinungen ansehen, wobei man ohne Schwierigkeit annehmen könnte, daß für diese Hemmung die Dopamin-Entleerung der Subst. nigra bzw. ihrer dopaminergischer Neurone eine wesentliche Rolle spielt, womit die Analogie zum echten Parkinsonsyndrom hergestellt wäre.

7. Wechselbeziehungen zwischen Reserpin und anderen zentral wirkenden Pharmaka

a) Zentral lähmende Stoffe

Die Art, in welcher die zentral lähmenden Stoffe in ihrer Wirkung durch Reserpin verändert werden, hängt sehr von der Eigenwirkung solcher Stoffe ab. So wird z. B. die Barbituratnarkose (BRODIE et al., 1955; CRONHEIM und TOEKES; SLATER et al.) und ebenso auch die Alkoholnarkose (BRODIE et al., 1955) durch Vorbehandlung mit Reserpin verlängert. Die antiepileptische Wirkung von Barbituraten, Diphenylhydantoin oder Mephenesin wird dagegen durch Reserpin abgeschwächt (CHEN und ENSOR). Die analgetische Wirkung von Morphin (SCHNEIDER; SCHAUMANN), von Pethidin und von Codein (SIGG et al.) wird ebenfalls deutlich verringert.

Möglicherweise besteht ein Zusammenhang zwischen der 5-HT-Freisetzung durch Reserpin und der Verlängerung der Narkose, weil HOLTZ et al. (1957) gefunden haben, daß die Verlängerung der Hexobarbitalnarkose durch gleichzeitige Gaben von 5-HT aufgehoben werden kann. An und für sich verlängern 5-HT, 5-HTP, Tryptophan und Tryptamin die Hexobarbitalnarkose, eine Wirkung die weder mit Dopamin, noch mit DOPA erzielt werden kann. Auch sollen Barbiturate die 5-HT-Konzentration im Gehirn kurzfristig erhöhen können (ANDERSON und BONNYCASTLE). Allerdings konnten EFRON und GESSA diesen Befund nicht bestätigen.

Der zentral hemmende Einfluß von Reserpin wird seinerseits durch zentral erregende Stoffe wie Amphetamin, Methylamphetamin, Methylphenindat oder L-DOPA vorübergehend aufgehoben (vgl. z. B. TRIPOD et al.; EVERETT et al., 1957; KOBINGER, 1958 a; COLE und GLESS; CARLSSON et al., 1957 a; BLASCHKO und CHRUSCIEL; DEGKWITZ et al.).

b) Zentral erregende Stoffe und Maßnahmen; Krampfgifte

An Mäusen hemmt Reserpin die motorische Erregung, die durch Coffein, Scopolamin, Morphin und Cocain hervorgerufen wird. Dagegen wird die durch Amphetamin bedingte Hyperkinesie durch Reserpin nicht vermindert (TRIPOD et al.; KOBINGER, 1958 a), sondern nach SMITH sogar potenziert. Dennoch scheint Reserpin einen gewissen Schutz gegen tödliche Dosen von Amphetamin zu bieten (CRONHEIM und TOEKES). Das Straubsche Schwanzphänomen wird durch Reserpin nach TRIPOD et al. antagonisiert.

Krämpfe, die durch Strychnin, Pikrotoxin oder Nicotin erzeugt wurden, können durch Reserpin nicht verhindert werden (TRIPOD et al.). Die konvulsive Wirkung von Coffein oder Cardiazol wird durch Reserpin sogar

beträchtlich verstärkt (CHEN et al.; BIANCHI; SACRA und McCOLL; HERT-
TING; KOBINGER, 1958 b). Auch die Schwelle für den elektrisch ausgelösten
tonischen Streckkrampf wird durch Reserpin deutlich erniedrigt (CHEN und
ENSOR; CHEN et al.; JENNEY; EVERETT et al., 1955; SLATER et al.). Die
krampffördernde Wirkung von Reserpin wird durch Anticonvulsiva etwas
abgeschwächt (CHEN und ENSOR), andererseits wirkt, wie erwähnt, Reserpin
der „antikonvulsiven" Eigenschaft solcher Stoffe entgegen. Über einen möglichen Zusammenhang zwischen der krampffördernden Wirkung des Reserpins und der Senkung des Gehaltes an γ-Aminobuttersäure im Gehirn (BAL-
ZER et al., 1961 a) siehe dieser Abschnitt, 1 d. Die meisten zentralen Reserpinwirkungen lassen sich durch MAO-Hemmkörper verhindern (hierüber
siehe III C, 1 e und 2 a, ε).

D. Endokrine Reserpinwirkungen

GAUNT et al. (1954) haben als erste eine Untersuchung über eine
etwaige Beeinflussung der Funktion endokriner Drüsen durch Reserpin aus-
geführt. (Diskussion siehe bei GAUNT et al., 1961.) Es steht fest, daß Reserpin eine Hypertrophie der Nebennierenrinde hervorruft (GAUNT et al.,
1954; HERTTING und HORNYKIEWICZ). Es bewirkt Ausschüttung der Ascorbinsäure aus diesem Gewebe (SAFFRAN und VOGT; BRODIE et al.,
1961 a), und eine Erhöhung des Corticoid-Spiegels im Plasma (BRODIE
et al., 1961 a). Alle diese Befunde sind offenbar Folgen einer Ausschüttung
von ACTH aus dem Hypophysen-Vorderlappen (KITAY et al.; SAFFRAN
und VOGT; WESTERMANN et al.). Dafür spricht auch der Befund, daß injiziertes Cortison, welches bekanntlich durch einen „Rückkoppelungs-Mecha-
nismus" die Ausschüttung von ACTH verringert, auch die durch Reserpin
veranlaßte Nebennierenrinden-Hyperthrophie hemmt (HERTTING und
HORNYKIEWICZ). Auch durch Hypophysektomie wird diese Reserpinwirkung verhindert (BRODIE et al., 1961 a). Die gleichen Autoren haben auch
gezeigt, daß Reserpin-Analoga, die wie dieses sedativ wirken (z. B. Raunescin, Rescinnamin), analoge Wirkungen auf das Hypophysen-Nebennieren-
rinden-System ausüben, während sie bei zentral unwirksamen Stoffen wie
Isoreserpin, Isoraunescin und Serpentin fehlen. Über den Mechanismus der
ACTH-Ausschüttung durch Reserpin bestehen verschiedene Meinungen:
GAUNT et al. (1954, 1961) sowie SAFFRAN und VOGT halten sie für die
Folge eines unspezifischen „Stress"-Geschehens, während BRODIE et al.
(1961 a) sowie WESTERMANN (1965) dem Reserpin einen spezifischen Einfluß auf das hypothalamisch-hypophysäre System einräumen wollen. Die
Tatsache, daß Reserpinvorbehandlung bei Ratten die Entwicklung einer
typischen „Stress-Reaktion" auf Kälte, Schmerz oder auch auf neuerliche
Reserpingaben verhindert, führt WESTERMANN (1961) auf die durch Reserpin bedingte Verarmung der Hypophyse an ACTH zurück. Der Plasma-

spiegel der 17-Hydroxycorticosteroide wird durch Reserpin sowohl bei Tieren (EGDAHL et al.; HARWOOD und MASON) als auch beim Menschen (TUI et al.) gesteigert. Auch diese Befunde stehen im Einklang mit einer ACTH-Freisetzung durch Reserpin.

Die Sekretion der Gonadotropine des Hypophysen-Vorderlappens wird offenbar durch Reserpin gehemmt, denn dieses verhindert das Auftreten des Oestrus und der Menstruation (DE FEO und REYNOLDS); es vermindert auch die Fertilität und modifiziert die deciduale Reaktion der Uterusschleimhaut (DE FEO; GAUNT et al., 1954; TUCHMANN-DUPLESSIS und MERCIER-PAROT). KHAZAN et al. fanden, daß bei Frauen in der Menopause, die mit Reserpin behandelt wurden, die Ausscheidung der Gonadotropine im Harn vermindert war. Dagegen wird die Sekretion des dritten gonadotropen Hormons des Hypophysen-Vorderlappens, nämlich des luteotropen Hormons, durch Reserpin ebenso gesteigert wie durch Chlorpromazin. BARRACLOUGH und SAWYER fanden nämlich, daß bei Ratten nach Einzeldosen von Reserpin eine Pseudogravidität mit entsprechenden decidualen Veränderungen der Uterusschleimhaut auftrat und daß sich bei chronischer Verabreichung eine Anzahl großer Corpora lutea im Ovarium entwickelte. Die Autoren glauben auch, daß die Anregung der Sekretion von Luteotropin mit der dämpfenden Wirkung von Reserpin (und Chlorpromazin) auf den Hypothalamus zusammenhängen könnte, weil eine entsprechende Wechselwirkung zwischen Hypothalamus und Adenohypophyse als erwiesen gilt.

Auch die Sekretion des Prolactins wird durch Reserpin gefördert, was daraus geschlossen werden kann, daß es sowohl bei weiblichen Säugetieren, als auch beim Menschen zu Galaktorrhoe führen kann (Lit. siehe BARRACLOUGH und SAWYER sowie GAUNT et al., 1961).

Bei geschlechtsreifen männlichen Ratten fanden KHAZAN et al., daß höhere Dosen (bis zu 0,5 mg/kg durch 2—6 Wochen) zu Atrophie der Hoden, Samenblasen und der Prostata führen können, während kleinere Dosen wirkungslos waren. Bei männlichen Patienten kann es nach Reserpingaben zur Abnahme der Libido kommen (WILKINS).

Nach Angaben von MOON und TURNER hemmt Reserpin auch die Produktion von thyreotropem Hormon. Es hat nach GOODMAN et al. keinen Einfluß auf die Aufnahme von ^{131}J in die Schilddrüse (vergleiche jedoch gegenteilige Befunde von MAYER et al.), scheint aber die Freisetzung von ^{131}J und von Thyroxin aus der Schilddrüse zu hemmen (MOON und TURNER). Reserpin hat einen günstigen Einfluß auf die Kreislauf- und Herzbeschwerden (Tachykardie) bei Thyreotoxikose. Es ist denkbar, daß diese Wirkung mit der zentralen Hemmung, oder mit der Unterdrückung des peripheren adrenergen Nervensystems zusammenhängt.

Es ist erwähnenswert, daß nach MILINE et al. die Vorbehandlung frisch gefangener Wildhasen mit Reserpin die morphologischen Veränderungen im Hypothalamus und in der Hypophyse sowie die Hyperthyreose und die

Unterdrückung der Spermiogenese verhindern kann, also alle jene Veränderungen, die als Reaktion solcher Tiere auf die Situation der Gefangenschaft aufgefaßt werden. Auch hier ist ein zentraler Mechanismus anzunehmen (Wirkung auf den Hypothalamus?).

Bei Ratten, die mit Wasser bzw. NaCl belastet waren, hatten Gaben von Reserpin einen akuten antidiuretischen Effekt (GAUNT et al., 1954; MEIER et al., 1955). Die Ausscheidung von Natrium und Kalium im Harn wird dagegen weder beim Hund, noch beim Menschen durch Reserpin beeinflußt (siehe BEIN, 1956).

E. Schicksal des Reserpins im Organismus

Das Schicksal des Reserpins im tierischen Körper wurde von BEIN (1956), MAYNERT und PLUMMER et al. (1957) behandelt. Danach scheint es verschiedene Wege des Reserpinabbaues zu geben. Entweder einfache Hydrolyse zu Methylreserpat und 3,4,5-Trimethoxybenzoat. Neben der Bildung von Methylreserpat wurde auch das Auftreten von Reserpinsäure, Syringasäure und Syringoylmethylreserpat beschrieben. Auch eine O-methylierung von Reserpin scheint im Organismus möglich zu sein.

SHEPPARD et al. haben die Verteilung des Reserpins im Tierkörper untersucht und gefunden, daß die absolut höchsten Konzentrationen des Alkaloids sofort nach der Injektion in der Milz, Leber und Niere gefunden werden. Wenn mehrere Stunden nach der Verabreichung der Gehalt in anderen Organen abzusinken beginnt, dann findet man eine Anreicherung im Fettgewebe. Keinesfalls wird nach zentral wirksamen Reserpingaben eine besondere Anreicherung des Stoffes im Gehirn gefunden. Es galt zunächst als gesicherter Befund, daß Reserpin nur einige Stunden lang im Gehirn nachweisbar bleibt. SHEPPARD et al. haben jedoch unter Verwendung von mit Tritium markiertem Reserpin auch 48 Std nach der Verabreichung kleine Mengen von Radioaktivität noch im Gehirn nachweisen können, so daß man entgegen früheren Ansichten doch mit der Anwesenheit kleiner Reserpinmengen während der ganzen Dauer seiner zentralen Wirkungen rechnen muß. Allerdings gelang es nicht, eine Korrelation zwischen der gefundenen Konzentration im Gehirn und dem Grad der Sedation nachzuweisen.

F. Nebenwirkungen und Gefahren

1. Selbstmord und tödliche Vergiftungen

Erfolgreiche Selbstmorde und tödliche Vergiftungen durch Reserpin oder reserpinähnliche Stoffe sind nicht bekannt. Bei starker Überdosierung tritt meist nur eine tiefe Somnolenz und lang anhaltende Blutdrucksenkung auf.

Auch Störungen der extrapyramidalen Funktionen können beobachtet werden.

2. Zentralnervensystem

Störungen von seiten des *extrapyramidalen Systems* wurden bereits besprochen (siehe C, 6 a). Im Gegensatz zu Chlorpromazin werden dabei ausgesprochene Dystonien praktisch nicht beobachtet. Die Patienten bieten meist das klassische Bild des Parkinsonismus mit Tremor, Rigor und Akinese als Kardinalsymptome. Diese Störungen können noch Monate nach Absetzen des Reserpins anhalten, ja sie können sogar irreversibel sein (UHRBRAND und FAURBYE).

Ebenso wie Phenothiazinderivate kann auch Reserpin ausgesprochene *Depressionen* hervorrufen. Diese Nebenwirkung ist sogar häufiger und schwerer als nach Phenothiazinderivaten und muß stets ernst genommen werden, da sie nicht selten Anlaß zu Selbstmordversuchen gibt. Innere Unrast, Verwirrtheit und Schlaflosigkeit können auftreten. Auch *epileptiforme Krämpfe* sind während Reserpinkuren gelegentlich gesehen worden. Diese Nebenwirkung mag mit der Eigenschaft des Reserpins zusammenhängen, die Krampfschwelle für eine Reihe von konvulsiv wirksamen Stoffen und für den Elektroschock herabzusetzen (siehe C, 7 b). Bei hirngeschädigten Patienten kann es nach Reserpin zum Auftreten von Hyperpyrexie, Augenmuskellähmungen und Zuständen wie beim *Enthirnungssyndrom* kommen, auch wird manchmal ein *choreo-athetotisches Bild* gesehen (HOLLISTER, 1957).

3. Vegetatives Nervensystem

Die Störungen des vegetativen Nervensystems zeigen eine verminderte Aktivität des sympathischen und ein Überwiegen des parasympathischen Anteiles des autonomen Nervensystems an. Folgende Symptome sind relativ häufig: Bradykardie, Hypotension und Kollapsneigung, verstopfte Nase, erhöhte Salivation, Diarrhoe, Magenulcera, Hämatemesis und Melaena. Immer wieder wird auch über das Auftreten von Herzarrhythmien berichtet, besonders bei gleichzeitiger Anwendung von Digitalispräparaten (HOLLISTER, 1964). WITHRINGTON und ZAIMIS haben an Katzen gefunden, daß 1 mg/kg Reserpin das Herz schwer schädigen kann.

4. Verschiedene Nebenwirkungen

Im Gegensatz zu Phenothiazinderivaten, führt Reserpin *weder zu Ikterus noch zu Schädigungen des Knochenmarkes*. Einige Fälle von thrombopenischer Purpura wurden berichtet (siehe DOMINO, 1962 b). Sichere allergische Reaktionen auf Reserpin sind nicht bekannt geworden.

Die mannigfachen Wirkungen auf die Funktion *endokriner Drüsen* wurden bereits erwähnt (siehe D 7). Während einer chronischen Reserpinbehandlung kommt es nicht selten zu erheblichen *Gewichtszunahmen,* die zum Teil auf die Steigerung des Appetits, zum anderen Teil aber auch auf Flüssigkeitsretention mit Auftreten von Ödemen zurückzuführen ist.

III. Monooxydasehemmkörper

Über die Chemie, Biochemie und die Klinik der MAO-Hemmkörper gibt es gute Zusammenfassungen. Es sei vor allem auf die Darstellungen von PLETSCHER et al. (1960), BIEL et al. sowie von ZIRKLE und KAISER hingewiesen.

Seit der fast zufälligen Entdeckung, daß Iproniazid, der erste in vivo stark wirksame Hemmkörper der MAO (ZELLER und BARSKY), am Menschen antidepressiv wirkte (LOOMER et al.,), setzte ein unerwartetes Interesse für Stoffe mit derartigen Wirkungen ein. Man hoffte einerseits, in den MAO-Hemmkörpern eine neue Gruppe mit therapeutischer Anwendbarkeit bei Psychosen gefunden zu haben, andererseits versprach man sich von ihnen Hinweise auf die Ätiologie von Geisteskrankheiten, wobei die Tatsache, daß durch Hemmung der MAO der Abbau körpereigener im Gehirn vorkommender Amine wie Noradrenalin, 5-HT und Dopamin, verzögert wird, sehr zu beachten war. Es war daher auch naheliegend, den antidepressiven Effekt mit solchen biochemischen Wirkungen im Gehirn in Verbindung zu bringen. Eine solche Hypothese wurde auch durch die schon bekannte Tatsache gestützt, daß Reserpin nicht selten Depression hervorruft und im Gegensatz zu den MAO-Hemmkörpern die Gehirnamine freisetzt und ihre Konzentration verringert. Da jedoch bis heute die physiologische Bedeutung der Gehirnamine noch nicht gesichert ist (siehe II C, 1 a), so ist auch die Erklärung der antidepressiven Wirkung von MAO-Hemmkörpern noch hypothetisch, wenn auch viele Hinweise für einen Zusammenhang mit der Enzymhemmung durch solche Stoffe sprechen (siehe PLETSCHER et al., 1960).

A. Die physiologische Bedeutung der Monoaminooxydase

Die Biochemie und Physiologie der MAO wurde vor allem von BLASCHKO (1952), später von DAVISON (1958) sowie von PLETSCHER et al. (1960) ausführlich behandelt.

Das Enzym (Synonyma: Tyraminase, Aminoxydase und Adrenalinoxydase) greift vor allem eine Reihe von primären und sekundären Alkyl- und Aralkylaminen an, wobei unter Abspaltung eines Moleküls Ammoniak die entsprechende Carbonylverbindung entsteht und ein Atom Sauerstoff verbraucht wird:

$$R-CH_2-NH_3^+ + \tfrac{1}{2}O_2 \rightarrow R-CHO + NH_4^+$$

Es läßt sich jedoch nachweisen, daß während dieser oxydativen Desaminierung ein Molekül Wasserstoffperoxyd entsteht, welches bei Verwendung ungereinigter Katalase-hältiger MAO-Präparate in Wasser und Sauerstoff zerlegt wird. Die vollständige Reaktionsformel muß daher lauten:

$$R-CH_2-NH_3^+ + O_2 + H_2O \xrightarrow{MAO} R-CHO + NH_4^+ + H_2O_2$$
$$\downarrow \text{Katalase}$$
$$H_2O + \tfrac{1}{2}O_2$$

Nach ZELLER ist das primäre Reaktionsprodukt nicht der Aldehyd, sondern die entsprechende Iminoverbindung: R — CH = NH, die hydrolytisch in R-CHO und NH_3 zerlegt wird. Der entstehende Aldehyd kann — was meist der Fall ist — zur Carbonsäure weiter oxydiert werden (Tyramin → p-Hydroxyphenylessigsäure; Dopamin → 3,4-Dihydroxyphenylessigsäure; Adrenalin und Noradrenalin → 3,4-Dihydroxymandelsäure) oder er wird, was seltener ist, zum Alkohol reduziert. Der letzte Weg scheint beim Menschen und bei der Ratte von Bedeutung zu sein, denn ein nicht unbeträchtlicher Anteil des Adrenalins und Noradrenalins wird bei diesen Species im Harn als 3-Methoxy-4-Hydroxyphenylglykol ausgeschieden (AXELROD et al., 1959; GOLDSTEIN et al.; KOPIN und AXELROD; LABROSSE und HERTTING).

Die Aktivität der MAO in den verschiedenen Organen von Säugetieren schwankt von Species zu Species. Sie ist bei den meisten Tieren am höchsten in der Leber, der Niere und im Nervensystem (vor allem in vegetativen Ganglien). Dagegen ist sie im Herzen, Pankreas und in der Thyreoidea relativ niedrig. Auch im Plasma vieler Säugetiere kommen Aminooxydasen vor, deren Bedeutung jedoch nicht klar ist (siehe BLASCHKO, 1962; BUFFONI und BLASCHKO).

In den Zellen ist das Enzym vorwiegend, wenn auch nicht ausschließlich, an die Mitochondrien gebunden. Die MAO-Aktivität im Gehirn zeigt keine so spezifische regionale Verteilung wie einige ihrer Substrate (Noradrenalin, Dopamin, 5-HT) (BIRKHÄUSER; BOGDANSKI et al., 1957).

Unter der großen Zahl potentieller Substrate der MAO sind vom physiologischen Standpunkt vor allem die Catecholamine Adrenalin, Noradrenalin und Dopamin, von anderen Aminen besonders Tyramin, 5-HT, Tryptamin und Octopamin interessant. Von diesen körpereigenen Stoffen werden Dopamin und Tyramin am raschesten, Adrenalin und Noradrenalin am langsamsten umgesetzt. 5-HT nimmt eine Mittelstellung zwischen diesen beiden Gruppen ein (vgl. PLETSCHER et al., 1960).

Die *physiologische Rolle* der MAO ist keineswegs völlig klar, wenn sie auch sicher eine Rolle beim Abbau bzw. der Entgiftung mancher im Organismus gebildeter Monoamine spielt. Seit längerer Zeit wird vor allem die Frage diskutiert, welche Bedeutung sie für die Inaktivierung der oben aufgezählten physiologisch wichtigen Amine hat. Neuere Untersuchungen, die KOPIN zusammengefaßt hat, deuten an, daß das fester an Speichergranula gebundene Noradrenalin des Nervengewebes, welches im Rahmen des normalen Umsatzes oder nach Reserpingaben freigesetzt wird, vorwiegend oxydativ desaminiert wird, während das leicht verfügbare, durch Nervenreizung, oder durch Tyramin freigesetzte, aber auch das von außen eingebrachte Noradrenalin (oder andere Amine) rascher durch O-Methylierung chemisch inaktiviert werden; als Enzym tritt im letzteren Fall eine O-Methyltransferase auf (siehe AXELROD). Dabei entstehen die entsprechenden Methyläther der Catecholamine, also z. B. 3-Methoxynoradrenalin = Normetanephrin; 3-Methoxydrenalin = Metanephrin; 3-Methoxydopamin = 3-Methoxytyramin. Diese werden dann durch die MAO über eine Aldehydstufe zum Alkohol bzw. zu den entsprechenden Säuren desaminiert. Hierbei entstehen z. B. 3-Methoxy-4-Hydroxymandelsäure (= Vanillinmandelsäure), ferner 3-Methoxy-4-Hydroxyphenylessigsäure (= Homovanillinsäure), oder auch 3-Methoxy-4-Hydroxyphenylglykol. Die Bedeutung der MAO wird jedoch auch aus dem Befund klar, daß bei vielen Tierarten Hemmkörper dieses Enzyms besonders im Gehirn, aber auch in anderen Organen, zu einer abnormen Steigerung der Konzentration der Amine führen. Unter physiologischen Bedingungen scheint ein kleiner Teil der intracellulären Amine frei im Zellsaft vorzuliegen, der mit dem in den Granula fest gebundenen Anteil in einem Gleichgewicht steht. Da der frei vorliegende Anteil der Amine dauernd dem Abbau durch die MAO unterliegt, so könnte eine der physiologischen Aufgaben des Enzyms darin liegen, daß es einen Diffusionsgradienten in der Richtung der freien Amine aufrecht erhält. Ein solcher intracellulärer Regulationsmechanismus ist bei der kontinuierlichen Synthese und Speicherung für die Erhaltung eines gleichmäßigen Spiegels an wirksamen Aminen in der Zelle erforderlich. Es würde also nach dieser Hypothese, die viele Autoren vertreten (vgl. z. B. BRODIE und BEAVAN), das Enzym auch die Aminkonzentration in den intracellulären Speichern einregulieren. Seine Hemmung würde zu einem Anstieg des freien Aminanteiles führen und damit zu einer Verringerung des Diffusionsgradienten für die in den Granula gespeicherten Amine, was mit einer erhöhten Konzentration der in der Zelle gespeicherten Amine identisch wäre.

In diesem Rahmen kann auf andere Wege der chemischen Umwandlung bzw. Inaktivierung körpereigener Amine wie z. B. auf die Konjugation mit Schwefel- oder Glucuronsäure, Oxydation zu Adrenochrom oder N-Acetylierung nur hingewiesen werden.

B. Einteilung der MAO-Hemmkörper und die Beziehungen zwischen ihrer chemischen Struktur und Wirkung

Es muß hier zwischen solchen Stoffen unterschieden werden, die vorwiegend, oder sogar ausschließlich in vitro das Enzym hemmen, und solchen die auch (oder sogar nur) in vivo wirksam sind. Die zur Hemmung nötige Konzentration der vorwiegend in vitro aktiven Hemmkörper ist meist sehr hoch (10^{-2}—10^{-4} mol.). Hierzu gehören Stoffe wie d-Amphetamin, Ephedrin, Cocain, Procain, Pentamidin, p-Toluylcholinester, Diphenhydramin u. v. a. (siehe PLETSCHER et al., 1960). Chemisch sind diese Stoffe sehr heterogen. Die Hemmung ist entweder kompetitiv und reversibel oder auch (seltener) nicht kompetitiv und nicht reversibel. Keiner dieser Stoffe hat jedoch als MAO-Hemmkörper praktische Bedeutung. Auch die pharmakologische Wirkung von Amphetamin oder Cocain hat entgegen früheren Ansichten mit der Enzymhemmung wahrscheinlich nichts zu tun.

Auch die Gruppe der in vivo stark wirksamen MAO-Hemmkörper ist chemisch uneinheitlich. Es gehören hierzu die Hydrazinverbindungen (einschließlich der Hydrazone, Hydrazide, Semicarbazide und Thiosemicarbazide), die Harmala-Alkaloide, substituierte Indolalkylamine, Propargylamine, Cyclopropylamine und Aminopyrazine. Die meisten dieser Stoffe hemmen die MAO auch in vitro stark. Dabei gibt es wesentliche qualitative Unterschiede zwischen den einzelnen Gruppen: Die „in vitro" hemmende Wirkung der Hydrazinverbindungen, der Propargylamine und der Cyclopropylamine, tritt nur nach vorheriger Inkubation mit einem Gewebsextrakt (Einwirkung von Enzymen) auf (vergleiche auch D), während die übrigen Verbindungen diese Inkubation nicht benötigen um wirksam zu sein.

Man kann die in vivo wirksamen Hemmkörper aus praktischen Gründen auch in lang- und kurzwirksame einteilen, wobei die erste Gruppe meist auch irreversibel, die zweite reversibel hemmt. Zu den lang wirksamen MAO-Hemmkörpern gehören (mit quantitativen Unterschieden) vor allem die Hydrazinderivate sowie Stoffe aus der Reihe der Aminopyrazine (2-Methyl-3-piperidinopyrazin), der Cyclopropylamine (Tranylcypromin) und der Propargylamine (Pargylin), während die Harmala-Alkaloide und die substituierten Indolakylamine (α-Äthyltryptamin) relativ kurz wirken (Lit. siehe ZIRKLE und KAISER). Praktisch alle diese Substanzen sind kompetitive MAO-Hemmkörper.

Die Beziehungen zwischen chemischer Struktur und der Hemmwirkung auf die MAO können hier nicht detailliert behandelt werden, es kann jedoch auf ausführliche Darstellungen dieses Problems verwiesen werden (PLETSCHER et al., 1960; BIEL et al.; ZIRKLE und KAISER). Folgende kurze Hinweise mögen genügen:

1. Hydrazinderivate

Für die MAO-Hemmkörper des Hydrazintypus hat ZELLER (z. B. ZELLER et al., 1955) folgende allgemeine Formel aufgestellt: R-NH-NH-R'. Die Reste R und R' können weitgehend variiert werden, zumindest ein Rest muß jedoch bei hemmend wirksamen Verbindungen eine Alkylgruppe oder eine substituierte Alkylgruppe sein. Es ist daher verständlich, daß weder Hydrazin selbst, noch Phenylhydrazin oder heterocyclische Hydrazine wie z. B. Pyridylhydrazin wirksam sind. Für Alkyl- und Aralkylhydrazine (NH_2-NH-R) gilt allgemein, daß das Wirkungsoptimum bei einer Kettenlänge von 2—4 C-Atomen liegt. In diese Gruppe gehören Verbindungen, die chemisch den natürlichen Aminsubstraten der MAO nahestehen, z. B. β-Phenyl-isopropylhydrazin (R = $CH(CH_3)$-CH_2-C_6H_5) und Benzylhydrazin (R = CH_2-C_6H_5). Diese hochwirksamen Hemmkörper besitzen eine große Affinität zu dem Enzym.

Auch die Gruppe der *Hydrazide* enthält einige starke Hemmkörper der MAO (acylierte Hydrazine), z. B. das Iproniazid (N_1-Isonicotinyl-N_2-isopropylhydrazin). Ihre allgemeine Formel lautet: R-CO-NR'-NH-R''. Es gibt allerdings auch darunter völlig unwirksame Verbindungen. Für die Hemmung ist die Alkyl- bzw. Aralkylhydrazingruppe verantwortlich, während durch die Säuregruppe vor allem die Hydrolyse und die Verteilung in den Organen beeinflußt wird. Andere hochwirksame Hydrazide sind: Nialamid (N_1-Isonicotinyl-N_2-(β-(N-bencylcarbamoyl)äthyl)-hydrazin) und Isocarboxazid (N_1-Benzyl-N_2-(5-methyl-3-isoxazolylcarbonyl)-hydrazin). Acylierung beider N-Atome der Hydrazinverbindung vernichtet die MAO-Hemmwirkung.

2. Harmala-Alkaloide

Unter den Harmala-Alkaloiden sind Harmin und Harmalin am wirksamsten. Hydrierung (= Tetrahydroharman bzw. -harmalin) bewirkt starken Aktivitätsverlust und Einführung von Hydroxylgruppen in den aromatischen Ring (= Harmol, Harmalol) unterdrückt die Hemmwirkung. (UDENFRIEND et al., 1958; PLETSCHER et al.)

3. Indolylalkylamine

Durch Alkylsubstitution bei Tryptamin, das selbst ein Substrat der MAO ist, am α-C-Atom (gerechnet von der NH_2-Gruppe) erzielt man wirksame MAO-Hemmkörper, z. B. α-Methyl- und α-Äthyltryptamin (VANE; GOVIER et al., GREIG et al.; GEY und PLETSCHER, 1962 b). Auch Methylsubstitution des Tryptamins an der NH_2-Gruppe (z. B. N,N-Dimethyltryptamin) führt zu MAO-hemmenden Stoffen (BARLOW). Dagegen vermindert zusätzliche Substitution der α-Alkyltryptamine am Indolring ihre

Wirksamkeit beträchtlich. Auch das 1-Benzyl-5-methoxy-2-methyl-tryptamin (= BAS) scheint entgegen der ursprünglichen Annahme von WOOLEY und EDELMAN in vivo die MAO nicht zu hemmen (TEDESCHI et al., 1959 b).

4. Propargylamine

N-Benzyl-N-methyl-propynylamin (= Pargylin) ist sowohl in vitro, als auch in vivo stark wirksam. Hierfür ist die N-methyl-Gruppe wesentlich: Ihr Ersatz durch Äthyl-, Phenyl- oder Carbäthoxygruppen führt zu Wirkungsverlust. Ebenso auch die 2-Propynylgruppe: N-Propyl- und N-Allylderivate sind unwirksam. Substitution am Benzolring führt dagegen entweder zu Verstärkung, oder zu Abschwächung der Wirkung, verändert die Hemmung jedoch nicht grundlegend (vgl. ZIRKLE und KAISER).

5. Cyclopropylamine

2-Phenylcyclopropylamin (= Tranylcypromin) ist in der ± trans-Form 2—3mal so wirksam als in der entsprechenden cis-Form. Dagegen ist cis-2-Phenoxycyclopropylamin wirksamer als die trans-Form. Wesentlich für die MAO-Hemmwirkung ist der Cyclopropanring sowie dessen Substitution in der 2-Stellung. Substitutionen am Benzolring selbst, oder am N-Atom verstärken oder hemmen die Wirkung, sind aber für die MAO-Hemmwirkung an sich nicht wesentlich (ZIRKLE und KAISER).

6. Aminopyrazine

2-Methyl-3-piperidinopyrazin ist in vivo ein MAO-Hemmkörper (GYLYS et al.; DUBNICK et al., 1963), in vitro ist dagegen seine Hemmwirkung viel schwächer. Wesentlich ist die Anwesenheit einer Alkylgruppe (z. B. 2-Methyl) in unmittelbarer Nachbarschaft des tertiären Stickstoffes (der Piperidinylgruppe). Steht sie in anderer Stellung, oder fehlt sie, dann tritt Wirkungsverlust ein. Dagegen kann die Piperidinylgruppe durch Pyrrolidinyl-, Homopiperidinyl- oder Morpholinylgruppen etc. ohne Verlust der Aktivität ersetzt werden (vgl. ZIRKLE und KAISER).

7. Strukturelle Ähnlichkeiten mit körpereigenen Aminen

Für das Verständnis der biochemischen und pharmakologischen Wirkungen mancher MAO-Hemmkörper ist ihre strukturelle Ähnlichkeit mit manchen Aminsubstraten dieses Enzyms wichtig. So wird oft durch Umwandlung eines Amins, welches als potentielles Substrat dienen kann, in die entsprechende Hydrazin-Verbindung die MAO-Hemmwirkung deutlich verstärkt. Dies trifft z. B. für Amphetamin einerseits und das analoge Phenylisopropylhydrazin andererseits zu. ZELLER hat die MAO-hemmenden

Hydrazine geradezu als „Pseudoamine" definiert, die mit dem gleichen aktiven Zentrum des MAO-Moleküls reagieren, wie die echten Aminsubstrate selbst. Die Strukturanalogie der MAO-Hemmkörper aus der Gruppe der substituierten Tryptamine und Cyclopropylamine liegt ebenfalls auf der Hand.

Die chemische Ähnlichkeit mancher MAO-Hemmkörper mit sympathicomimetischen Aminsubstraten ließ für manche Hemmköprer entweder sympathicomimetische oder Sympathicus-blockierende pharmakologische Wirkungen erwarten. Dabei kommen neben direkten Wirkungen auch Verdrängungsmechanismen an den Receptoren, oder Freisetzung von Catecholaminen aus ihren cellulären Bindungen in Frage. So haben z. B. β-Phenylisopropylamin, ferner Tranylcypromin sowie die α-Alkyltryptamine eine zentral Amphetamin-ähnliche Wirkung (ELTHERINGTON und HORITA; VAN DER SCHOOT et al.; VANE et al.). Iproniazid kann unter Umständen eine Receptorblockade verursachen (GRIESEMER et al.) bzw. ebenso wie Tranylcypromin Noradrenalin aus seinen Speichern freisetzen (GOLDBERG und SHIDEMAN). Man muß daher bei der Anwendung mancher MAO-Hemmkörper pharmakodynamisch mit sympathicomimetischen bzw. mit sympathicolytischen Wirkungen (oder Nebenwirkungen) rechnen. Solche Nebenwirkungen können auch die Auswirkung der Enzymhemmung wesentlich beeinflussen, so etwa, wenn die Freisetzung endogener Catecholamine die sonst durch MAO-Hemmkörper bewirkte Anhäufung dieser Wirkstoffe in den Geweben teilweise wieder aufhebt.

Über die Beeinflussung anderer Enzymsysteme als der MAO, haben PLETSCHER et al. (1960) ausführlich berichtet, sie kann nur nebenbei vermerkt werden.

C. Biochemische und pharmakologische Wirkungen der MAO-Hemmkörper

Stark schematisierend kann, unter Berücksichtigung des oben Gesagten (B 7), man den MAO-Hemmkörpern etwa folgende Wirkungen zusprechen. 1. Sie erhöhen in vielen Organen und besonders im Gehirn den Gehalt an Monoaminen. Sie verstärken auch die Erhöhung, welche der Gehalt an Monoaminen in den Geweben durch exogen zugeführte Monoamine oder deren Vorstufen erfährt. 2. Sie verstärken die pharmakologische Wirkung vieler von außen zugeführter Monoamine und ihrer Vorstufen. 3. Sie wirken unter bestimmten Bedingungen den biochemischen und pharmakologischen Reserpinwirkungen entgegen, indem sie einerseits die Freisetzung der Amine durch Reserpin hemmen und andererseits die zentralen Wirkungen verhindern, welche Reserpin und seine zentral wirksamen Analoga ausüben. 4. Am Menschen haben die meisten MAO-Hemmkörper eine mehr oder weniger ausgeprägte antidepressive Wirkung. 5. Darüber hinaus haben sie bemerkenswerte periphere Wirkungen, wie Blutdrucksenkung, Beeinflussung des Angina-pectoris-Syndroms etc.

Natürlich ist es verlockend, die unter 1—4 genannten Wirkungen alle auf die Hemmung der Monoaminooxydase zurückzuführen und es gelingt auch in vielen Fällen, eine befriedigende Korrelation mit dieser Grundwirkung herzustellen. Unsicher bleibt allerdings bis heute der Zusammenhang zwischen der antidepressiven Wirkung solcher Stoffe und der Enzymhemmung, obwohl manches für einen solchen Zusammenhang spricht.

1. Biochemische Wirkungen der MAO-Hemmkörper

a) Wirkungen auf den Monoaminstoffwechsel

Die Beeinflußbarkeit des Gehaltes an Monoaminen durch MAO-Hemmkörper schwankt von Tierart zu Tierart und von Organ zu Organ. UDENFRIEND et al. (1957) haben als erste über den Anstieg von 5-HT im Gehirn von Kaninchen und Ratten nach einmaliger Injektion von Iproniazid berichtet (siehe auch PLETSCHER, 1956 a). Prinzipiell ähnlich wird auch der Noradrenalingehalt (PLETSCHER, 1957 a) und der Dopamingehalt (HOLZER und HORNYKIEWICZ) im Gehirn verschiedener Tierarten sowohl durch Iproniazid, als auch durch Harmanderivate beeinflußt, wenn auch der Anstieg dieser Amine nie so ausgeprägt zu sein scheint, wie der von 5-HT. Bei Mäusen findet man auch als Folge der MAO-Hemmung eine Konzentrationssteigerung von Normetanephrin und 3-Methoxytyramin (CARLSSON et al., 1960, CARLSSON und LINDQVIST). Dagegen führt im Gehirn von Katzen und Hunden Iproniazid nicht zu einem Noradrenalinanstieg (VOGT, 1959; SPECTOR et al., 1960 b). Der Catecholamingehalt peripherer Organe wird bei manchen Species durch MAO-Hemmkörper gesteigert, so im Herzen von Meerschweinchen, Ratten und Hunden (CROUT et al., 1961; MUSCHOLL, 1959; PLETSCHER, 1958) bei anderen nicht verändert, wie im Herzen von Kaninchen und Mäusen (BRODIE et al., 1959 b; LEROY und SCHAEPDRYVER) sowie in den meisten Geweben der Katze (VON EULER und HELLNER-BJORKMAN). Iproniazid erhöht den 5-HT-Gehalt folgender Organe: Dünndarm von Meerschweinchen und Kaninchen (aber nicht von Ratten) (PLETSCHER, 1956 b), isoliert durchströmtes Ganglion cervicale superius der Katze (GERTNER et al.) sowie Vollblut des Kaninchens und Blutplättchen des Menschen (PLETSCHER und BERNSTEIN; SHORE et al., 1958). Prinzipiell gleichartig wie Iproniazid wirken auch die meisten anderen MAO-Hemmkörper, wenn auch einige von ihnen, wie Tranylcypromin, Pheniprazin und Phenelzin am Herzen (LEE et al.; GOLDBERG und SHIDEMAN) und Tranylcypromin im Gehirn (CARLSSON et al., 1960) auch zu einer Freisetzung von Noradrenalin führen können (was bereits — s. B 7 — erwähnt wurde).

Meist erfolgt der Wirkungseintritt der Hemmkörper aus der Hydrazinreihe — mit Ausnahme von Pheniprazin und von Pargylin (EVERETT und WIEGAND, 1961) — sehr langsam, so daß das Maximum des Monoaminanstieges erst nach 6—8 Std erreicht wird. Dagegen tritt nach den folgenden MAO-Hemmkörpern die Wirkung schon nach etwa einer Stunde auf: Harmanderivate (UDENFRIEND et al., 1958), Tranylcypromin (TEDESCHI et al., 1960), α-Äthyltryptamin (TEDESCHI) sowie 2-Methyl-3-piperidinopyrazin (DUBNICK et al., 1963; GYLYS et al.); hierdurch erreicht auch die Steigerung der Gehirnamine ihr Maximum früher. Die Wirkungsdauer ist bei verschiedenen Stoffen unterschiedlich: Die MAO-Hemmwirkung hält bei Hydrazinderivaten (auch bei Pheniprazin) mehrere Tage lang an, wobei diese Wirkung länger dauert als der Anstieg der Monoamine. Auch Pargylin und 2-Methyl-3-piperidinopyrazin sind ausgesprochen lang wirksam, die Wirkung von Tranylcypromin dürfte kürzer sein, aber am flüchtigsten wirken die Harmanderivate und α-Äthyltryptamin, die nur wenige Stunden lang hemmend wirken. Die lange Wirkungsdauer der Hydrazinderivate bedingt eine Kumulation der Wirkung, so daß es zu einem meßbaren Anstieg der Gehirnmonoamine kommt, wenn an sich kleine und unwirksame Dosen im Tierversuch über längere Zeit gegeben werden. Diese Tatsache ist bei der klinischen Anwendung von MAO-Hemmkörpern von großer Bedeutung. GEY und PLETSCHER (1961 c) haben auf die wichtige Tatsache hingewiesen, daß die MAO mindestens zu 80% gehemmt sein muß, um z.B. im Gehirn eine signifikante Steigerung der Monoaminkonzentration zu erreichen.

Zur Zeit ist die Bedeutung von Befunden noch nicht abzuschätzen, welche zeigen, daß sich unter dem Einfluß von MAO-Hemmkörpern gewisse Monoamine in den Organen des Körpers anhäufen, die sonst vollständig abgebaut werden. So konnte z.B. nach Gaben von Iproniazid oder Pheniprazin das Auftreten von Tryptamin (HESS et al.), von Octopamin (KAKIMOTO und ARMSTRONG) sowie von β-Phenyläthylamin (NAKAJIMA et al.) in verschiedenen Organen festgestellt werden. Manche Wirkung der MAO-Hemmkörper könnte auf die Anhäufung derartiger Monoamine zurückgeführt werden (vgl. dieser Abschnitt, 2 b).

b) Der Stoffwechsel exogener Monoamine und ihrer Vorstufen nach Gabe von MAO-Hemmkörpern

Vorbehandlung mit MAO-Hemmkörpern erhöht den Anstieg von außen zugeführter Monoamine bzw. deren Vorstufen in den Geweben. So wird z.B. im Rattenherzen nach Injektion von Noradrenalin oder 5-HT die Anhäufung dieser Stoffe nach Vorbehandlung mit Iproniazid erheblich erhöht und verlängert (PLETSCHER et al., 1960).

Da weder Noradrenalin noch Dopamin oder 5-HT die Blut-Hirnschranke in nennenswerter Menge durchdringen können, wurden Versuche über die Beeinflussung der Konzentration von außen zugeführter Amine im

Gehirn mit den Vorstufen L-DOPA und 5-HTP durchgeführt. Es zeigte sich, daß auch der auf solche Weise erzielte Anstieg in der Konzentration von 5-HT (UDENFRIEND et al., 1957; PLETSCHER et al., 1960) sowie von Noradrenalin und Dopamin (CARLSSON, 1959; CARLSSON et al., 1958; VOGT, 1959) durch MAO-Hemmkörper signifikant erhöht wird. Dagegen hatten Stoffe mit nur schwacher Hemmwirkung wie Isoniazid, Harmalol, p-Tolylcholinäther und Cocain keine solche Wirkung (siehe PLETSCHER et al., 1960). Durch Vorbehandlung mit MAO-Hemmkörpern kann auch der Anstieg von Tryptamin, o- bzw. m-Tyramin aus den entsprechenden Vorstufen im Gehirn von Ratten und Meerschweinchen erheblich verstärkt werden (HESS et al.; MITOMA et al.).

c) Die Ausscheidung endogener und exogen zugeführter Monoamine sowie ihrer Metaboliten nach Gabe von MAO-Hemmkörpern

Besonders nach länger dauernder Behandlung mit MAO-Hemmkörpern kommt es durch Hemmung des Enzyms im ganzen Organismus zu Veränderungen im Ausscheidungsmuster der endogenen Monoamine und ihrer Stoffwechselprodukte. Dabei sieht man, daß die Ausscheidung der Catecholamine und des 5-HT ansteigt, die Ausscheidung ihrer Metaboliten 3-Methoxy-4-hydroxymandelsäure, Homovanillinsäure und 5-Hydroxyindolessigsäure dagegen absinkt. Diese Einflüsse der MAO-Hemmkörper sind jedoch geringer (vgl. SJOERDSMA et al., 1959 a; PLETSCHER et al., 1960) als diejenigen auf die Ausscheidung anderer Amine wie z. B. Tryptamin, p- (vielleicht auch m-)Tyramin (SJOERDSMA et al., 1959 a), β(4-Hydroxyphenyl)-α-Methylaminoäthanol (PISANO et al.), Octopamin (KAKIMOTO und ARMSTRONG) sowie β-Phenyläthylamin (OATES et al.). Diese Unterschiede beruhen wahrscheinlich darauf, daß, wie oben erwähnt wurde, für die Amine Tryptamin, Tyramin und Phenyläthylamin die Desaminierung durch die MAO den Hauptweg des Abbaues darstellt, während für die Catecholamine und für 5-HT auch andere Inaktivierungs- bzw. Abbaumöglichkeiten bestehen. Die Erhöhung der Tryptaminausscheidung im Harn des Menschen wurde als ein recht zuverlässiger Test für die MAO-Hemmung in vivo (in peripheren Organen) empfohlen (SJOERDSMA et al., 1959 b; SJOERDSMA et al., 1960).

Die Ausscheidung der Metaboliten von außen zugeführter Catecholamine oder von 5-HT im Harn wird durch MAO-Hemmkörper viel eindrucksvoller beeinflußt als die der endogen gebildeten Metaboliten. Nach Vorbehandlung mit MAO-Hemmkörpern und Gaben von Dopamin, Noradrenalin oder Adrenalin ist die Harnausscheidung von Homovanillinsäure, Homoprotocatechusäure, 3-Methoxy-4-hydroxymandelsäure und 3,4-Dihydroxymandelsäure viel geringer als bei nicht vorbehandelten Kontrollen, wobei gleichzeitig die Konzentration der freien, konjugierten und O-methylierten Verbindungen (Metanephrin, Normetanephrin, 3-Methoxytyramin) sowie der N-acetylierten Metaboliten zunimmt (GOLDSTEIN und MUSAC-CHIO). Auch die Ausscheidung von 5-Hydroxyindolessigsäure, die normaler-weise aus exogenem 5-HT gebildet wird, ist nach MAO-Hemmkörpern ge-ringer als bei Kontrollen, während gleichzeitig bei Ratten (nicht jedoch bei Menschen!) vermehrt 5-HT-Glucuronid ausgeschieden wird (ausführliche Literatur bei PLETSCHER et al., 1960).

Die Tatsache, daß MAO-Hemmkörper die Umsatzgeschwindigkeit von 5-HT bei der Maus (UDENFRIEND et al., 1957, 1958) und Noradrenalin beim Menschen (FRIEND et al.) und auch bei der Maus (UDENFRIEND et al., 1959) nicht beeinflussen, dagegen aber die Halbwertzeit on injiziertem Tyramin und Tryptamin wesentlich verlängern, ist ein weiterer Hinweis auf die unterschiedliche Bedeutung der MAO für die einzelnen Amine.

d) Der Antagonismus zwischen kurz- und langwirksamen MAO-Hemmkörpern

PLETSCHER und BESENDORF haben gezeigt, daß die Aminsteigerung im Gehirn, die durch das irreversibel hemmende Iproniazid verursacht wird, durch Vorbehandlung der Tiere mit dem kurz und reversibel hemmenden Harmalin verhindert werden kann. Auch mit anderen kurzwirksamen Hemmkörpern wie Harmin (HORITA und McGRATH) sowie Methylenblau (EHRINGER et al., 1961) wurde in vivo ein analoger Antagonismus gefun-den. Es ist wohl anzunehmen, daß dies auf einem gleichen Angriffspunkt der beiden Hemmkörpertypen am Enzymmolekül beruht, so daß wenn dieser durch die Anwesenheit eines kurzwirksamen Blockers besetzt ist, der lang-wirksame (von Hydrazidtypus) nicht wirken kann. Hierfür sprach der Be-fund, daß durch bestimmte Kombinationen von Harmala-Alkaloiden mit langwirksamen MAO-Hemmkörpern nicht nur der Anstieg der Gewebs-amine verhindert werden konnte, sondern auch die Hemmwirkung auf das Enzym. In direktem Gegensatz hierzu stand allerdings der Befund von EHRINGER et al. (1961), daß Harmin zwar die durch Iproniazid bedingte Steigerung des 5-HT- und Noradrenalin-Gehaltes im Gehirn verhinderte, die MAO aber nicht vor der Iproniazidwirkung schützte. Dagegen wurde dieses Enzym durch die Kombination von Harmalin-Iproniazid (SPECTOR et al., 1960 a), aber auch von Harmin-Pheniprazin (HORITA und McGRATH) vor der Wirkung irreversibler Hemmkörper bewahrt. Diese offensichtlichen Diskrepanzen finden ihre Erklärung z. T. durch Befunde von HORITA und CHINN: Denn einerseits wirkt Harmalin länger hemmend als Harmin, und andererseits bleibt Pheniprazin viel kürzere Zeit in aktiver Form in den Geweben als Iproniazid. Während daher Harmalin durch seine längere Hemmwirkung auf die MAO diese vor Iproniazid schützt, kann dies Harmin nicht bewirken. Dagegen schützt Harmin die MAO vor Pheni-prazin, weil dieses schneller aus dem Gewebe verschwindet als Iproniazid. Ungelöst bleibt allerdings die Frage, warum sich diese komplexen Wechsel-

wirkungen zwischen kurz- und langdauernden Hemmkörpern der MAO
vorwiegend auf die Aktivität des Enzyms selbst auswirken, während der die
Aminkonzentration steigernde Einfluß aller langwirksamen Hemmkörper
ohne große Unterschiede sowohl durch Harmin, als auch durch Harmalin
aufgehoben wird. Entweder mag dafür die Tatsache von Bedeutung sein,
daß die Aminsteigerung erst bei sehr starker Hemmung der MAO auftritt
oder es müssen für diesen Anstieg noch andere Wirkungen der MAO-
Hemmkörper, wie Permeabilitätsänderungen, Steigerung der Speicherkapa-
zität etc. maßgeblich sein und nicht nur die Enzymhemmung selbst (darüber
siehe dieser Abschnitt, 1 f).

e) Antagonismus zwischen MAO-Hemmkörpern und Reserpin

Der Antagonismus zwischen MAO-Hemmkörpern und Reserpin ist eines
der interessantesten biochemischen und pharmakologischen Probleme auf
diesem Gebiet, wenn auch der Mechanismus nicht in allen Punkten geklärt
ist. BRODIE et al. (1956 a), CHESSIN et al. (1956, 1957) sowie BESENDORF
und PLETSCHER haben als erste beobachtet, daß Laboratoriumstiere, die
mit wirksamen Dosen eines MAO-Hemmkörpers vorbehandelt waren, nicht
in der gewohnten Weise mit Sedierung und Bewegungsarmut auf Reserpin
reagierten, sondern im Gegenteil Zeichen von Erregung boten. Dabei wurde
die sonst nach Reserpin beobachtete Verminderung der Gehirn-Catecholamine und des 5-HT durch Vorbehandlung mit Iproniazid fast völlig aufgehoben (BRODIE et al., 1956 a; PLETSCHER, 1956 a, b; 1957 b). Die gleiche
Wirkung hatten verschiedene andere MAO-Hemmkörper (Lit. siehe PLET-
SCHER et al., 1960; ZIRKLE und KAISER). Bei Verwendung kurzwirksamer
Hemmkörper muß die Vorbehandlung in kürzerem Abstand vor der Reserpingabe erfolgen als bei den langwirksamen. Ein analoger Antagonismus
wie gegen Reserpin, besteht auch zwischen MAO-Hemmkörpern und Ben-
zochinolizinderivaten (PLETSCHER et al., 1958). Es ist jedoch bemerkenswert, daß an der Katze die im Hypothalamus nach Reserpinbehandlung eintretende Verminderung von Noradrenalin durch Iproniazid-Vorbehandlung
nicht verhindert werden kann (VOGT, 1959). Dies ist besonders deshalb auch
bemerkenswert, weil (wie erwähnt wurde; s. dieser Abschnitt, 1 a) an dieser
Species im Gegensatz zu den meisten anderen Tierarten Iproniazid auch keinen Anstieg des Noradrenalin-Gehaltes im Gehirn bewirkt (VOGT, 1959).

An peripheren Organen tritt prinzipiell ein ähnlicher Effekt der Kombination von MAO-Hemmkörpern und Reserpin auf, doch ist er z. B. am
Herzen, Dünndarm oder Nebennierenmark weniger ausgeprägt als im Gehirn und offenbar sehr Species-abhängig (HOLTZ et al., 1957 a). Der besprochene Effekt kann, wenn er ausgeprägt ist, auch mit histochemischen
Methoden nachgewiesen werden (ZBINDEN et al., 1957 b; ZBINDEN und
STUDER). Der Antagonismus zwischen MAO-Hemmkörpern und Reserpin
scheint wenigstens teilweise umkehrbar zu sein: Werden auf der Höhe einer

Reserpinwirkung MAO-Hemmkörper zugeführt, dann steigen häufig die Monoamine im Gehirn an. Besonders deutlich ist dieser Anstieg bei 5-HT, während das Gehirn-Noradrenalin träger reagiert. Bei Verwendung kurz wirksamer Hemmkörper sieht man, daß auch der Wiederanstieg der vorher erniedrigten 5-HT-Konzentration nur flüchtig ist: Schon nach einigen Stunden sinken die Werte wieder auf dasjenige Niveau, welches nach Reserpin allein zu erwarten gewesen wäre (siehe PLETSCHER et al., 1960). Dies scheint mit der sehr langen Dauer der Reserpinwirkung zusammenzuhängen.

f) Der Mechanismus der biochemischen Wirkungen der MAO-Hemmkörper

Es ist wohl naheliegend, die unter Punkt a—d besprochenen Wirkungen der MAO-Hemmkörper sowie ihre Wechselwirkung mit Reserpin (Punkt e) alle mit der Hemmung des enzymatischen Abbaues der endogenen, besonders jedoch der von außen zugeführten (Punkt b und c) Amine zu erklären. Wenn man die bereits erwähnte Tatsache berücksichtigt, daß der MAO wahrscheinlich eine Schlüsselstellung bei der Konstanterhaltung des Aminspiegels in der Zelle zukommt (siehe A), so läßt sich zusätzlich zu den unter a—e angeführten Wirkungen der MAO-Hemmkörper folgendes aussagen: 1. Durch Hemmung der MAO sollte es zu einer Anreicherung der freien, nicht in den cellulären Speichern gebundenen Amine kommen. Dadurch würde das Konzentrationsgefälle der Amine zwischen den Speichern und der Zellflüssigkeit verringert werden und dadurch auch die Abdiffusion aus den Speichern selbst. Man könnte nun erwarten, daß der Gehalt in den Speichern hierdurch solange ansteigt, bis wieder das normale Gefälle erreicht wäre. 2. Den Antagonismus zwischen den MAO-Hemmkörpern und Reserpin kann man sich so vorstellen, daß die durch Reserpin aus ihren Speichern freigesetzten Amine bei gleichzeitiger Hemmung der MAO nicht abgebaut werden können und daher die Zelle bzw. den Synapsenbereich nicht verlassen können. Es ist nämlich bekannt, daß freie Amine die Lipoidmembranen der Zellen weit schwerer durchdringen können als etwa die nicht ionisierten, entsprechenden Aldehyde (siehe ZELLER und FOUTS).

Versuche, die genannte Hypothese durch den Nachweis etwaiger Verschiebungen in der intracellulären Verteilung der Gehirnamine nach Verabreichung von MAO-Hemmkörpern zu stützen, hatten allerdings recht widerspruchsvolle Ergebnisse. Während nämlich GIARMAN und SCHANBERG nach Verabreichung von MAO-Hemmkörpern mit oder ohne Reserpin stets eine Zunahme der freien Aminfraktion in Gehirnhomogenaten gefunden haben, konnten WEIL-MALHERBE und BONE, GREEN und ERICSON sowie GREEN und SAWYER keine derartige Wirkung beobachten.

Wenn auch die meisten Befunde über die Beeinflussung des Amingehaltes der Organe durch MAO-Hemmkörper tatsächlich auf die Blockade des Enzyms zurückgeführt werden können, hat es in neuerer Zeit doch nicht an

Befunden gefehlt, die auch eine andere Erklärung zulassen. Der bereits
zitierte Befund, daß Harmin zwar die durch Iproniazid bedingte Steigerung
der Amine im Rattenhirn verhinderte, nicht jedoch die langdauernde Hemmung der MAO selbst durch die zuletzt genannte Substanz, könnte im Sinne
eines anderen Angriffspunktes für die Amin-steigernde Wirkung der MAO-
Hemmkörper gedeutet werden (EHRINGER et al., 1961). PEPEU et al. haben
durch geeignete Dosen von Iproniazid einerseits und von Pheniprazin andererseits eine vollständige Hemmung der MAO in isolierten Vorhöfen des
Meerschweinchens hervorgerufen, und dabei gezeigt, daß dennoch Iproniazid unter solchen Bedingungen viel wirksamer die spontane Abnahme der
endogenen Catecholamine verhinderte als Pheniprazin. AXELROD et al.
(1961 a) zeigten, daß durch Pheniprazin, Pargylin und Harmalin sowohl
die spontane (langsame), als auch die durch Reserpin bedingte (rasche) Freisetzung von exogenem, aber im Herzen gespeicherten ^{3}H-Noradrenalin
blockiert wurde. Die Autoren äußerten daher die Vermutung, daß an der
Erhöhung der Gewebskonzentration der Amine nach Gabe von MAO-
Hemmkörpern auch eine Behinderung der Freisetzungsmechanismen beteiligt
sein könnte. ZELLER und FOUTS glauben allerdings, daß die Befunde von
AXELROD et al. (1961 a) auch eine andere, dem MAO-Konzept nicht widersprechende Erklärung erlauben. Ein ganz neuer Gesichtspunkt ergibt sich aus
der Tatsache, daß nach Gabe von MAO-Hemmkörpern nicht nur das endogene Noradrenalin ansteigt, sondern daß auch andere Amine, wie z. B.
Octopamin, in den Geweben angereichert werden. Da aber Octopamin, wie
KOPIN et al. (1964) gezeigt haben, als falscher Überträgerstoff auftreten
kann, wird es auch entsprechend seinem Konzentrationsverhältnis, zusammen mit Noradrenalin freigesetzt, wodurch die verminderte Freisetzung von
Noradrenalin selbst wie sie nach MAO-Hemmung von AXELROD et al.
(1961 a) gefunden wurde, erklärt werden könnte.

Daß die Erhöhung der Gehirnamine durch MAO-Hemmkörper nicht ausschließlich von der Enzymhemmung abhängt, zeigt allerdings eine Untersuchung von DUBNICK et al. (1962). Ein Vergleich zwischen Iproniazid und
Phenelzin ergab nämlich, daß nach Dosen der beiden Stoffe, die im Mäuse-
gehirn in vivo die MAO vollständig hemmten, Phenelzin dennoch einen
größeren Anstieg von 5-HT bewirkte als Iproniazid. Nach 24 Std nahm die
5-HT-Steigerung bei den mit Phenelzin behandelten Tieren auf die Hälfte
ab, obwohl die MAO noch immer vollständig gehemmt war. Wurde in diesem Zeitpunkt neuerlich Phenelzin verabreicht, dann stieg tatsächlich auch
der 5-HT-Gehalt wieder auf die ursprüngliche Höhe an. Hieraus muß wohl
der Schluß gezogen werden, daß der 5-HT-Anstieg unter Phenelzin zumindest nicht ausschließlich durch die Hemmung der MAO zustande kommen
kann. GEY et al. (1963) verglichen neuerdings bei einer großen Anzahl von
MAO-Hemmkörpern die Dosierungen, die zu einer 100%igen Steigerung
des 5-HT im Rattenhirn und andererseits zu einer 50%igen Hemmung der

MAO führten. Dieser Vergleich läßt die Autoren zu dem Schluß kommen, daß manche MAO-Hemmkörper wie Tranylcypromin, Pheniprazin, Nialamid, Pivazid, den Amingehalt des Gehirnes nicht ausschließlich durch Hemmung der MAO steigern, sondern auch durch eine Beeinflussung der cellulären Bindung der Amine. Die Autoren denken dabei entweder an eine Erhöhung der Speicherfähigkeit der Zellen, oder an eine Hemmung der Aminfreisetzung.

2. Pharmakologische Wirkungen der MAO-Hemmkörper

a) Zentrale Wirkungen

Zum Verständnis der pharmakologischen Wirkungen der MAO-Hemmkörper auf die Funktion des Gehirns ist es notwendig, sich die sehr unterschiedliche Reaktion verschiedener Tierarten auf solche Stoffe vor Augen zu halten. Diesem Umstand ist es auch zuzuschreiben, daß solche Stoffe je nach der Tierart oft geradezu gegensätzliche biochemische Veränderungen im Gehirn hervorrufen können. Wenn auch der Grund hierfür nicht immer klar ist, so könnten doch diese verschiedenen Befunde einen Unterschied in der Bedeutung der MAO für den Stoffwechsel verschiedener Amine bei den einzelnen Species entsprechen. Es könnten aber auch verschiedene, bereits erwähnte (siehe B 7), in der chemischen Struktur der MAO-Hemmkörper begründete Nebenwirkungen wie etwa sympathicomimetische, sympathicolytische, die Monoamine freisetzende, oder ihre Freisetzung blockierende Wirkungen je nach der Tierart mehr oder weniger ausgeprägt sein und hierdurch das Gesamtbild stark modifizieren.

α) Wirkung auf die spontane motorische Aktivität

Bei den meisten Tierarten wird durch MAO-Hemmkörper die spontane motorische Aktivität erhöht. Diese Wirkung tritt oft nur nach mehrtägiger Vorbehandlung mit den Hemmstoffen in Erscheinung (BRODIE et al., 1959 a; EVERETT et al., 1959). Nach bloß einmaliger Gabe von Iproniazid wurde bei Kaninchen sogar eine beruhigende Wirkung beschrieben (siehe z. B. BRODIE et al., 1959 a).

Manche Befunde machen es wahrscheinlich, daß die erhöhte motorische Aktivität eher mit der Erhöhung des Gehirn-Noradrenalins als des Gehirn-5-HT zusammenhängt. Hier müssen vor allem zwei Befunde erwähnt werden: 1. Bei Katzen führt Iproniazid zu einer Steigerung des 5-HT im Gehirn, während das Noradrenalin kaum ansteigt: Bei dieser Species ruft aber Iproniazid keine Erregung hervor, sondern macht eher Beruhigung (VOGT, 1959). Ähnliches wurde auch bei Hunden beschrieben (BRODIE et al., 1959 b). 2. BRODIE et al. (1959 b) haben beobachtet, daß bei Kaninchen eine mehrtägige Behandlung mit Iproniazid, Phenylisopropylhydrazin und Phenylisobutylhydrazin zu einem stärkeren Anstieg des Noradrenalins im Gehirn führte als eine entsprechende Einzeldosis. Während nun nach einer Einzeldosis das Verhalten der Tiere unverändert blieb, trat bei längerer Behandlung eine deutliche Erhöhung der Spontanaktivität auf. Diese ging nach Absetzen der Hemmsubstanz ungefähr parallel mit dem Rückgang des Gehirn-Noradrenalins wieder zurück, während die Konzentration des Gehirn-5-HT noch immer deutlich erhöht blieb. Da jedoch andererseits Nialamid bei der Katze deutliche Hyperaktivität macht ohne das Gehirn-Noradrenalin zu erhöhen (FUNDERBURK et al.), kann der oben erwähnte Zusammenhang nicht als gesichert angesehen werden.

β) Wirkungen auf das spontane und auf das erlernte Verhalten der Tiere

BRIMBLECOMBE und GREEN fanden, daß das Verhalten untrainierter Ratten bei der sog. „Hall's open field"-Situation durch verschiedene Stoffe entsprechend ihrer in vivo die MAO hemmenden Wirkung beeinflußt wurde. Auch die Dauer ging mit der der Enzymhemmung parallel.

Untersuchungen an trainierten Ratten hatten im wesentlichen das Ergebnis, daß die bedingte Fluchtreaktion durch verschiedene MAO-Hemmkörper abgeschwächt oder aufgehoben wird, nicht aber die „unbedingte" Fluchtreaktion (Lit. siehe PLETSCHER et al., 1960). Es ist jedoch unsicher, ob solche Wirkungen mit der Enzymhemmung und der Steigerung der Gehirnamine überhaupt etwas zu tun haben, weil die Wirkung sympathicomimetischer Stoffe, wie z. B. der Catecholamine oder des Amphetamins, aber auch Catecholamin-Vorstufen wie L-DOPA oft den entgegengesetzten Einfluß auf bedingte und unbedingte Reflexe haben wie die MAO-Hemmkörper. Auch tritt die Wirkung der MAO-Hemmkörper so rasch nach der Verabreichung ein, daß man noch keine erhebliche Aminsteigerung im Gehirn annehmen kann.

OLDS und OLDS haben allerdings an Ratten, welche sich durch Autostimulation verschiedene Gehirnteile selbst elektrisch reizen konnten, beobachtet, daß unter diesen Bedingungen die Wirkung der MAO-Hemmkörper ähnlich war wie die der Catecholamine.

γ) Beeinflussung der elektrischen Aktivität des Gehirns

Über die Wirkung der MAO-Hemmkörper auf das EEG wird in mehreren Zusammenfassungen berichtet (siehe PLETSCHER et al., 1960; WERNER, 1962; KILLAM, 1962). Meist wird angenommen, daß kein eindeutiger Einfluß auf das EEG besteht. Erst in sehr hohen Dosen von Iproniazid konnte z. B. bei Kaninchen eine Weckreaktion ausgelöst werden. Nach COSTA et al. führt Pheniprazin und Tranylcypromin zu einer Desynchronisierung des Rinden-EEG. Ähnliche Wirkungen hat auch Methyl- bzw. Äthyltryptamin (HIMWICH; MATTHEWS et al.). Alle diese MAO-Hemmkörper haben eine Amphetamin-ähnliche zentral erregende Wirkung, die vielleicht eher die beschriebenen EEG-Veränderungen hervorruft als die eigentliche Enzymhemmung oder die Steigerung der Gehirnamine. Costa et al. nehmen allerdings auf Grund ihrer Versuche an, daß die EEG-Wirkung der von ihnen untersuchten Stoffe mit einer Steigerung des 5-HT im Gehirn parallel geht. Dagegen halten Shimizu et al., welche die EEG-Wirkungen von Pheniprazin bestätigen, die Steigerung der Catecholamine im Gehirn für wichtiger. Auch Everett, der eine „Arousal-reaction" am Kaninchengehirn nach Pargylin beschreibt, hat diese Wirkung auf den Anstieg von Dopamin und Noradrenalin im Gehirn bezogen. Funderburk et al. finden, daß Nialamid, Iproniazid und Carboxazid bei Katzen mit chronisch implantierten Gehirnelektroden Spindeln und langsame Wellen im Gehirn verursachten. Nialamid soll nach diesen Autoren keine Änderung in der Reizschwelle des ascendierenden reticulären Systems oder des Hippocampus verursachen, sondern nur die Nachentladungen im Hippocampus abschwächen.

Nach Marazzi werden Erregungen, die bei Hirnrindenreizung einer Seite durch den Balken zur anderen Hemisphäre übergeleitet werden, nicht nur durch Catecholamine und durch 5-HT, sondern auch durch MAO-Hemmkörper (Iproniazid) blockiert. Eine solche Beobachtung könnte eine Aussage über die Beeinflussung einfacher zentraler Synapsen ermöglichen, wenn es nicht einige Zweifel über die Deutung gäbe (vgl. Werner, 1962).

δ) Beeinflussung der zentralen Wirkung von Aminen und deren Vorstufen

Viele Amine verursachen, in den Organismus eingebracht, verschiedene pharmakologische Wirkungen, die z. T. auf Beeinflussung des ZNS zurückgehen. So wird z. B. bei Kaninchen die Rectaltemperatur durch Phenyläthylamin, 5-HT und Mescalin gesteigert, während Adrenalin sie praktisch unbeeinflußt läßt. 5-HT und Tryptamin verlängern bei Mäusen die Hexobarbitalnarkose. o- und m-Tyrosin bewirken deutliche Sympathicuserregung, i. v. injiziertes Tryptamin macht Krämpfe. Alle derartige Wirkungen exogener Monoamine werden durch MAO-Hemmkörper stark potenziert (Lit. siehe Pletscher et al., 1960). Es ist sehr wahrscheinlich, daß diese auf die Hemmung ihres Abbaues zurückzuführen ist, da alle diese Amine Substrate der MAO sind. Da jedoch z. B. 5-HT nur in sehr beschränktem Ausmaß in das Gehirn gelangt, wird man nicht alle erwähnten Wirkungen als zentral bezeichnen dürfen.

Aminosäuren wie DOPA, 5-HTP, o- bzw. m-Tyrosin, welche Vorstufen der entsprechenden Amine (Dopamin, 5-HT, o- bzw. m-Tyramin) sind, durchdringen die Blut-Hirnschranke leicht. Ihre pharmakologischen Wirkungen, wie motorische Erregung, Tremor, Krämpfe etc. sind als überwiegend zentral anzusehen und werden höchst wahrscheinlich durch die Anhäufung der entsprechenden Amine im Gehirn verursacht. Auch diese Wirkungen werden nach zahlreichen und übereinstimmenden Untersuchungen durch verschiedene MAO-Hemmkörper verstärkt (Lit. siehe Pletscher et al., 1960).

Die Tatsache, daß DOPA bei Mäusen nur Piloarrektion, aber keine sichtbare Hypermotilität oder Änderung des Allgemeinverhaltens hervorruft, dagegen nach Vorbehandlung der Tiere mit einem geeigneten MAO-Hemmkörper starke Bewegungsunruhe, Aggressivität etc. bewirkt, wurde von EVERETT und WIEGAND (1962) geradezu als einfacher Screening-Test für solche Stoffe benützt.

ε) Beeinflussung der zentralen Wirkungen von Reserpin und von reserpinähnlichen Stoffen

Nahezu alle pharmakologischen Wirkungen des Reserpins und reserpinähnlich wirkender Stoffe (z. B. der Benzochinolizinderivate), die zentralen Ursprungs sind, werden durch Vorbehandlung der Tiere mit wirksamen Dosen der MAO-Hemmkörper abgeschwächt, aufgehoben, oder sogar in ihr Gegenteil verwandelt. So führt Reserpin nach Vorbehandlung mit Iproniazid nicht wie sonst zu Beruhigung, Bewegungsarmut, Senkung der Körpertemperatur und zu einem Überwiegen der parasympathischen Innervation (Ptose, Miose), sondern man beobachtet vielmehr zentrale Erregung, Piloarrektion, Hyperthermie und Mydriasis (BRODIE et al., 1956; BESENDORF und PLETSCHER). Auch die durch Reserpin bewirkte Senkung der Erregungsschwelle für den Elektroschock bei Ratten (PROKOP et al.) bzw. für Cardiazolkrämpfe bei Mäusen (HERTTING), wird durch Iproniazid und andere MAO-Hemmkörper aufgehoben. Daher wird auch die Toxicität von Cardiazol für Mäuse, wenn sie durch Reserpin gesteigert war, durch Iproniazid wieder normalisiert. Wie schon erwähnt wurde (siehe II C, 1 d) verarmt das Gehirn nach Reserpingaben auch an γ-Aminobuttersäure, was in ursächlichen Zusammenhang mit der krampffördernden Wirkung des Reserpins gebracht wurde (BALZER et al., 1961 a). Beide Erscheinungen werden interessanterweise durch Vorbehandlung mit Iproniazid aufgehoben. Ebenso wird auch die durch Reserpin bedingte Abschwächung der Morphinanalgesie durch Iproniazid aufgehoben (SCHAUMANN).

Es ist auch interessant, wie Iproniazidvorbehandlung die Wirkungen des Reserpins auf das EEG verändert. Während nämlich ohne Vorbehandlung Reserpin die Erregbarkeit des unspezifischen intralaminären thalamischen Projektionssystems steigert, kommt es nach Iproniazid und Reserpin zu einer deutlichen Steigerung der Erregbarkeit des aszendierenden reticulären Systems (TISSOT und MONNIER). Nach WERNER (1962) könnte dies bedeuten, daß normalerweise durch Reserpin mehr 5-HT freigesetzt wird, welches ähnlich wie injiziertes 5-HTP im EEG langsame Wellen verursacht und nun Iproniazid insofern das Gleichgewicht verändert, als es das Verhältnis der durch Reserpin freigesetzten Gehirnamine zu Gunsten der Catecholamine verschiebt und dadurch diese Stoffe, welche eine EEG-Weckreaktion hervorrufen, stärker zur Geltung bringt.

Eine wichtige Studie über den Antagonismus zwischen dem reserpinähnlich wirkenden Tetrabenazin und verschiedenen MAO-Hemmkörpern, haben HEISE und BOFF veröffentlicht. Dabei wurde an mit MAO-Hemmkörpern vorbehandelten Ratten (im sogenannten Sideman-Avoidance-Test) die Hemmung eines bedingten Reflexes durch eine Standard-Dosis von Tetrabenazin gemessen. Durch diese Vorbehandlung wurde die Wirkung von Tetrabenazin abgeschwächt. Da die letztere nur einige Stunden anhält, konnte sie am gleichen Tier wiederholt geprüft werden. Die Autoren zeigten nun, daß die Wirkung von Iproniazid ihr Maximum nach 4 Std erreichte, tagelang anhielt und sogar noch nach 30 Tagen nachweisbar war. Ähnlich verhielt sich auch Isocarboxazid. Dagegen dauerte die Wirkung des kurzwirksamen Harmalins weniger als 8 Std an. Dieses führte auch dann nicht zu einer Kumulation, wenn es im Abstand von 24 Std. mehrmals gegeben wurde, während dies bei Iproniazid selbst dann noch deutlich der Fall war, wenn es in 72stündigem Abstand mehrfach gegeben wurde. Stärke und Dauer der pharmakologischen Wirkung von MAO-Hemmkörpern geht also offenbar gut parallel mit der Enzym-hemmenden Wirkung.

Der pharmakologische Antagonismus zwischen den MAO-Hemmkörpern und Reserpin zeigt gute Übereinstimmung mit dem bereits geschilderten biochemischen Antagonismus der beiden Stoffgruppen: So hebt Iproniazid z. B. die zentralen Reserpinwirkungen besonders wirkungsvoll auf, wenn es etwa 16 Std vor dem letzten Stoff gegeben wird und dem entspricht der biochemische Befund, daß unter identischen Bedingungen Iproniazid auch der Amin-freisetzenden Wirkung von Reserpin entgegen wirkt. Wird jedoch Iproniazid erst nach Reserpin gegeben, so kommt es nur dann zu einer (allerdings schwachen) Aufhebung etwa der Reserpinsedierung, wenn auch ein signifikanter Anstieg der Gehirnamine erfolgt ist (PLETSCHER, 1957 b). Andererseits wirken MAO-Hemmkörper mit einer eigenen Amphetaminartigen zentral erregenden Wirkung, wie z. B. 2-Phenylcyclopropylamin auch dann unverändert stark, wenn sie erst nach Reserpin verabreicht werden. Der hierbei beobachtete zentrale Antagonismus gegen die Reserpinwirkung ist jedoch wie bei Amphetamin nicht auf die Beeinflussung des Monoaminstoffwechsels zu beziehen, sondern auf die direkt zentral erregende Wirkung solcher Stoffe.

Sonst aber drängt sich auf Grund der vorliegenden Befunde doch die Schlußfolgerung auf, daß der Antagonismus zwischen MAO-Hemmkörpern und dem Reserpin auf der entgegengesetzten Wirkung auf den Monoaminstoffwechsel im Gehirn beruht. Man muß sich auf Grund der biochemischen Befunde (siehe dieser Abschnitt, 1 e und f) wohl vorstellen, daß, nach Hemmung der MAO, Reserpin zu einer Erhöhung der Konzentration an *freien* Aminen im Gehirn führt und hierdurch wäre nicht nur die Abschwächung der Reserpinwirkungen nach Vorbehandlung mit MAO-Hemmkörpern zu verstehen, sondern auch die noch erstaunlichere „Umkehr" der Reserpinwirkung. Indirekt spricht nach PLETSCHER et al. (1960) für diese Hypothese die Beobachtung, daß durch kombinierte Verabreichung von DOPA und 5-HTP, aus denen im Gehirn, besonders nach MAO-Hemmung, Dopamin, Noradrenalin und 5-HT gebildet werden, ähnliche pharmakologische Wirkungen erzielt werden wie durch kombinierte Behandlung von Versuchstieren mit Iproniazid und Reserpin. Natürlich gibt die Übereinstimmung solcher physiologischer und pharmakologischer Wirkungen nicht nur die Möglichkeit zum Verständnis der Wirkungsmechanismen der beiden Substanzen, sondern weist auch auf mögliche physiologische Bedeutung der Amine für die Gehirnfunktion hin. Dementsprechend spielen die geschilderten Wirkungen in den meisten diesbezüglichen Hypothesen eine große Rolle (siehe II C, 1 a, α, β, γ).

ζ) Die antikonvulsive Wirkung

Krämpfe, die man bei Ratten durch supramaximalen Elektroschock auslösen kann, werden durch Vorbehandlung mit verschiedenen MAO-Hemmkörpern gehemmt, wobei diese Wirkung und der Anstieg der Monoamine im Gehirn etwa parallel zu gehen scheinen (PROKOP et al.). Auch bei Mäusen wurde ein analoger Effekt gesehen (CHOW und HENDLEY). Im Gegensatz hierzu scheint der Cardiazolschock an der Maus durch Vorbehandlung mit MAO-Hemmkörpern nicht beeinflußt zu werden (HERTTING; EVERETT et al., 1959). Die zuletzt genannten Autoren fanden allerdings auch keine Wirkung gegenüber dem Elektroschock. Klinisch haben die MAO-Hemmkörper keine Bedeutung als Anticonvulsiva.

η) Andere zentrale Wirkungen

Einige MAO-Hemmkörper aus der Hydrazinreihe sollen *analgetisch* wirken, doch ist diese Wirkung jedenfalls nur schwach und nicht mit der Steigerung der Gehirnamine verknüpft (siehe PLETSCHER et al., 1960; EMELE et al.).

Eine Anzahl MAO-Hemmkörper *verlängern* die *Barbituratnarkose* (Lit. siehe PLETSCHER et al., 1960). Diese Wirkung hat ihr Maximum bald nach der Verabreichung und geht der MAO-Hemmung nicht parallel; sie wird durch Hemmung der Enzyme in den Lebermikrosomen erklärt, welche die Barbiturate abbauen (LA ROCHE und BRODIE). Dagegen könnte die von HOLTZ et al. (1957 b) beschriebene *abschwächende Wirkung* von MAO-Hemmkörpern auf die Hexobarbital- und die Avertinnarkose auf einer Hemmung der MAO und nachfolgender Steigerung der Gehirnamine beruhen; die Wirkung tritt nämlich erst nach längerer Zeit auf und entspricht in ihrem zeitlichen Verlauf besser den biochemischen Veränderungen im Gehirn.

b) Periphere Wirkungen

Einzelheiten über die mannigfaltigen peripheren Wirkungen von MAO-Hemmkörpern findet man in der Übersicht von PLETSCHER et al. (1960).

Immerhin macht es die sogar noch zunehmende Bedeutung einzelner derartiger Substanzen als wirksames Mittel gegen Hochdruck nötig, kurz auf die *blutdrucksenkende Wirkung* und ihren Mechanismus einzugehen. Zahlreiche MAO-Hemmkörper (Iproniazid, Nialamid, Pargylin, Harmalin) führen bei verschiedenen Tierarten zu einer meist kurzdauernden Senkung des arteriellen Druckes, doch ist es bei dem raschen Wirkungseintritt fraglich, ob diese mit der Enzymhemmung überhaupt zusammenhängt. Folgende andere Erklärungsmöglichkeiten werden in der Literatur erwogen: 1. Blockade der ganglionären Erregungsübertragung, die am isolierten Gangl. cerv. sup. in situ (GERTNER), aber auch am Ganztier (GOLDBERG und DA COSTA) tatsächlich beobachtet wurde. 2. Wenn auch einige Autoren finden, daß die Wirkung von Adrenalin und Noradrenalin am Blutdruck oder an der Nickhaut durch MAO-Hemmkörper entweder überhaupt nicht beeinflußt oder gering verstärkt wird (BALZER und HOLTZ), so berichten andererseits SCHMITT und GONNARD, daß MAO-Hemmer die Empfindlichkeit des Blutdrucks für diese Amine abschwächten. Diese hemmende Wirkung könnte entweder auf einer kompetitiven Verdrängung der Catecholamine von den Receptoren beruhen (GRIESEMER et al.) oder auf einer geringeren Ansprechbarkeit der Gefäßwände für Catecholamine, infolge ihres erhöhten endogenen Noradrenalin-Gehaltes (PLETSCHER et al., 1960) und dies mag die Ursache der blutdrucksenkenden Wirkung der MAO-Hemmkörper sein. Es ist allerdings zu beachten, daß die Wirkung anderer Amine wie Tyramin, Tryptamin, 5-HT durch MAO-Hemmköprer verstärkt wird (BALZER und HOLTZ). 3. GESSA et al. haben kürzlich die interessante Beobachtung gemacht, daß MAO-Hemmkörper an den adrenergen Nervenenden eine „Bretylium-ähnliche" Wirkung haben, das bedeutet, daß sie ähnlich wie Bretylium die durch physiologische Impulse ausgelöste Freisetzung von Noradrenalin aus diesen Endigungen verhindern können. Diese Eigenschaft, die offenbar mit der Enzymhemmung nicht parallel geht, würde eine ganz neuartige Erklärung für die blutdrucksenkende Wirkung gestatten. 4. Es wurde schon erwähnt, daß es nach Hemmung der MAO in vielen Geweben zu einer Anhäufung von Aminen kommt, die normalerweise durch die MAO völlig abgebaut werden. KOPIN et al. (1964) haben nun gezeigt, daß nach Gaben von Pheniprazin Octopamin, welches unter diesen Umständen aus Tyramin gebildet wird, offenbar die Rolle eines „falschen" Überträgerstoffes in den spezifischen Noradrenalin-Speichern der sympathischen Nervenendigungen spielen kann. Hierdurch würde nach Ansicht der Autoren bei Reizung solcher Nerven, entsprechend dem verschobenen Gleichgewicht zwischen Noradrenalin und Octopamin relativ weniger Noradrenalin freigesetzt werden als unter normalen Bedingungen. Da nun die Wirkung des dabei auch freigesetzten „falschen" Überträgerstoffes meist geringer ist als die des Noradrenalins, muß es hierdurch zu einer Abschwächung der Wirkung physiologischer Reize kommen (siehe auch FISCHER et al., 1965 a). Es ist durchaus

möglich, daß dieser Mechanismus für die Blutdrucksenkung am Menschen
nach längerer Behandlung mit MAO-Hemmkörpern von Bedeutung ist. Es
wurde auch erwogen, ob nicht die Anhäufung von Octopamin im Herzen
für die günstige Wirkung der MAO-Hemmkörper bei *Angina pectoris* eine
Rolle spielen könne (KAKIMOTO und ARMSTRONG). Allerdings sind im allgemeinen die Versuche, die antianginösen Wirkungen der MAO-Hemmkörper, die ja nur beim Menschen erfaßt werden können, zu erklären, nicht sehr
erfolgreich gewesen. Folgende Faktoren wurden in Betracht gezogen: Anal-
gesie, Ganglienblockade, Erhöhung des Blut-Milchsäurespiegels (GEY und
PLETSCHER, 1960), Verminderung der hämodynamischen Reaktion auf körperliche Anstrengung (HORWITZ et al.), psychische Stimulierung und Herabsetzung des O_2-Verbrauches im Herzmuskel.

Andere periphere Wirkungen der MAO-Hemmkörper sind: *Erhöhung
des Coronardurchflusses, Schutzwirkung* gegen experimentell (bes. durch
Reserpin) erzeugte *Magengeschwüre*, Hemmung der *Darmmotilität* (näheres
bei PLETSCHER et al., 1960). Die *Nebenwirkungen* sind in einem eigenen
Abschnitt behandelt.

D. Schicksal der MAO-Hemmkörper im Organismus

Über das Schicksal der hier behandelten Pharmaka im Organismus ist
verhältnismäßig wenig bekannt geworden. Iproniazid wird offenbar zum
größten Teil in Isopropylhydrazin und Isonicotinsäure zerlegt. Ob Nialamid ähnlich verändert wird, ist nicht bekannt. Es ist sehr gut möglich, daß
die starke Hemmwirkung des Iproniazids in vivo auf das intermediär ge-
bildete Isopropylhydrazin, welches sehr stark hemmend wirkt, zurückzuführen ist. Hierfür spricht auch, daß in vitro Iproniazid erst nach Vorinku-
bation mit Gewebsextrakten wirksam wird. Isocarboxazid wird im Körper
offenbar sehr rasch abgebaut, wobei im Harn als Stoffwechselprodukt unter
anderem Hippursäure ausgeschieden wird. Es ist jedoch nicht sicher, ob dabei
in vivo der Benzylrest oder wie in vitro, Benzylhydrazin abgespalten wird.
Pargylin wird zum größten Teil unverändert im Urin ausgeschieden. Nach
Gaben von Tranylcypromin tritt im Harn Hippursäure auf. Aus Har-
manderivaten, z. B. aus Harmalin, entstehen nach Abspaltung aromatischer
Methoxygruppen schwächer wirksame Hydroxyverbindungen (z. B. Harmalol u. ä.) (Lit. siehe PLETSCHER et al., 1960; BIEL et al.; ZIRKLE und
KAISER).

E. Nebenwirkungen und Gefahren

Über die Nebenwirkungen und Gefahren, die bei klinischer Anwendung
der MAO-Hemmkörper zu erwarten sind, wurde von PLETSCHER et al.
(1960), HOLLISTER (1964), und neuerdings besonders ausführlich von

WAGENSOMMER referiert. Über die Wirkung chronischer Gaben relativ hoher Dosen der verschiedenen MAO-Hemmkörper bei Hunden sowie die dabei auftretenden pathologisch-anatomischen Veränderungen, siehe MALING et al.

1. Selbstmord und tödliche Vergiftungen

HOLLISTER (1964) erwähnt ein erfolgreiches Suicid mit 500 mg Tranylcypromin bei einem 17 Jahre alten Mädchen. Dem Tode, der 8 Std nach der Einnahme des Mittels eintrat, gingen zentrale Erregungserscheinungen, Delirium, Tremor, Schweißausbrüche, Koma, Schock, Herzblock und Hyperthermie voraus.

2. Zentralnervensystem

Die Nebenwirkungen, die während einer länger dauernden Therapie mit MAO-Hemmkörpern beobachtet werden, sind recht mannigfaltig. Von seiten des Zentralnervensystems werden oft Unruhe und Schlaflosigkeit infolge der zentral nervösen Erregung gesehen. Auch können gehemmte Depressionszustände in agitierte Depressionen umschlagen. Hypomanie, delirante Verwirrungszustände sowie Exacerbation psychotischer Symptome bei Schizophrenen wurden ebenfalls unter Einwirkung von MAO-Hemmkörpern beobachtet. Sehr selten scheinen epileptische Anfälle aufzutreten. Das extrapyramidal-motorische Nervensystem wird insofern beeinflußt, als manchmal choreiforme Hyperkinesien auftreten, die offenbar striären Ursprungs sind. Dagegen ist der manchmal beobachtete feinschlägige Tremor nicht mit einem extrapyramidalen Tremor zu verwechseln.

3. Vegetatives Nervensystem

Sehr häufig sieht man während einer Behandlung mit MAO-Hemmkörpern Störungen im vegetativen Nervensystem: Hypotonie, Tachykardie, Trockenheit der Mund- und Rachenschleimhaut, Hyperhidrose, Hitzewallungen, Akkommodationsstörungen, Miktionsbeschwerden, Durchfälle, Obstipation und Impotentia coeundi. Die Nebenwirkungen sind jedoch sehr selten so stark, daß die Therapie abgebrochen werden muß.

4. Ikterus

Immer sehr ernst ist das Auftreten eines Ikterus bei chronischer Anwendung von MAO-Hemmkörpern. Mit Iproniazid wurde diese Nebenwirkung relativ häufig (1 : 4000) gesehen. Neuere Stoffe aus dieser Gruppe scheinen seltener Gelbsucht hervorzurufen, doch wurde sie auch nach Nialamid, Phenelzin, Pheniprazin, Tranylcypromin und Äthyltryptamin gesehen. Es besteht aber kein Grund zur Annahme, die leberschädigende Wirkung sei durch die Hemmung der MAO bedingt. Es wäre also theoretisch denkbar, MAO-Hemmkörper ohne hepatotoxische Nebenwirkung zu entwickeln. Das klinische und pathologisch-anatomische Bild entspricht durchaus dem einer Virushepatitis mit diffuser Leberparenchymschädigung, wobei alle Stadien von örtlicher Nekrose einzelner Leberzellen bis zum Bild der akuten gelben Leberatrophie auftreten können. Die Letalität scheint höher zu sein als bei der Virushepatitis. Patienten mit einem Leberschaden oder solche, die eine Lebererkrankung hinter sich haben, sollten daher entweder gar nicht oder doch nur mit großer Vorsicht mit MAO-Hemmkörpern behandelt werden. Iproniazid sowie Äthyltryptamin wurden nicht zuletzt wegen ihrer leberschädigenden Wirkung aus dem Handel gezogen.

5. Verschiedene Nebenwirkungen

Blutdyskrasien (Leukocytose, aber auch Leukopenie und Anämie) kommen, wenn auch sehr selten, vor. Fälle von *Opticusatrophie* mit Verlust des Sehvermögens bzw. *Rot-Grün-Blindheit* sind bisher nur unter der Behandlung mit Pheniprazin (das ebenfalls aus dem Handel gezogen wurde) beobachtet worden. Es ist unwahrscheinlich, daß diese Nebenwirkungen mit der Hemmung der MAO zusammenhängen.

6. Unverträglichkeitserscheinungen

Von großer Bedeutung ist das Auftreten von Unverträglichkeitserscheinungen, die während einer Therapie mit MAO-Hemmkörpern nach Gabe verschiedener anderer Stoffe auftreten können. So führen Thymoleptica, z. B. Imipramin, Amitryptilin, aber auch Reserpin und Tetrabenazin bei Patienten, die mit MAO-Hemmkörpern vorbehandelt wurden, zu einem deliranten Zustandsbild mit Desorientiertheit, Unruhe, Halluzinationen, Tachykardie, Schweißausbrüchen, Mydriasis, Cyanose, Hyperthermie, Kreislaufkollaps und zu Krämpfen. Es traten dabei auch Todesfälle (siehe HARRER) auf. Auch nach Genuß verschiedener *Käse*sorten kann es bei Patienten, die chronisch MAO-Hemmkörper erhielten, zu Unverträglichkeitserscheinungen kommen, meist in Form von Blutdruckkrisen, oft verbunden mit schweren Kopfschmerzen, die meist in das Hinterhaupt lokalisiert werden. Solche Erscheinungen wurden besonders oft bei Kranken gesehen, die Tranylcypromin erhielten, können aber offenbar auch bei der Therapie mit anderen Stoffen aus dieser Gruppe auftreten. MUSCHOLL (1965) hat die diesbezügliche Literatur übersichtlich dargestellt. ASATOOR et al. machten es recht wahrscheinlich, daß es vor allem das in manchen Käsesorten reichlich vorhandene Tyramin ist, welches nach Hemmung der MAO (die ja auch in der Darmwand reichlich vorkommt!) sich im Organismus anhäuft und die Nebenwirkungen hervorruft. Auch Alkoholintoleranz wurde bei Patienten beobachtet, die Iproniazid bekommen hatten.

7. Sucht und Abstinenz

Derzeit besteht kein sicherer Anhaltspunkt dafür, daß chronische Gaben von MAO-Hemmkörpern *Sucht* hervorrufen und daß nach Weglassen solcher Medikamente *Abstinenzerscheinungen* auftreten, wenn auch in solchen Fällen oft psychomotorische Unruhe, Nervosität, Alpträume, Depressionen, Nausea und Erbrechen beobachtet werden können.

8. Selbstmordgefahr

Die sicher vorhandene gesteigerte Selbstmordgefahr bei depressiven Kranken, die mit MAO-Hemmkörpern behandelt wurden, ist nicht eigentlich als Nebenwirkung aufzufassen, sondern eher eine Folge des gewünschten therapeutischen Erfolges — nämlich der Aufhellung einer vorher gehemmten Depression.

IV. Iminodibenzyl-Verbindungen („Thymoleptica")

Zu dieser Gruppe von Psychopharmaka gehören Stoffe, die klinisch als *Antidepressiva* Verwendung finden. Sie werden, zum Unterschied zu den MAO-Hemmkörpern, gewöhnlich mit dem Namen Thymoleptica bezeichnet.

Aus der Gruppe der *Benzoazepinderivate* haben vor allem die Iminodibenzylabkömmlinge Imipramin, Trimeproprimin und Desmethylimpramin (Desipramin) sowie das Iminostilbenderivat Opipramol praktische Bedeutung erlangt. Von den *Dibenzocycloheptadien*derivaten sind Amitryptilin und Nortryptilin (Desitryptilin) am bekanntesten geworden.

Die Chemie, Pharmakologie und klinische Anwendung der Thymoleptica wurde in letzter Zeit durch Häfliger und Burckhardt in übersichtlicher Form referiert, dort ist auch die einschlägige Literatur gesammelt.

A. Zentrale Wirkungen

Aus der vorliegenden pharmakologischen Literatur läßt sich schließen, daß Desipramin als einziger Stoff dieser Gruppe bei Laboratoriumstieren eine primäre zentral erregende Wirkung hat. Demgegenüber wirken Imipramin (Domenjoz und Theobald), Trimeproprimin (Julou et al.), Opipramol (Theobald et al.) und Amitryptilin (Herr et al.; Besendorf et al.) in höheren Dosen bei verschiedenen Tieren eindeutig sedativ und meist auch senkend auf die Körpertemperatur; auch das gelernte Verhalten wird im Sinne einer Dämpfung beeinflußt. Damit erinnern die letzten Stoffe an die entsprechenden zentralen Wirkungen der Phenothiazinderivate, denen sie ja auch chemisch nahestehen.

Als einen prinzipiellen Unterschied zwischen Phenothiazinderivaten und Imipramin, Desipramin und Amitryptilin kann man die Tatsache ansehen, daß die letztgenannten Stoffe die zentral dämpfenden Wirkungen von Reserpin und Reserpin-ähnlichen Stoffen antagonisieren bzw. sogar zu einer „Reserpin-Umkehr" führen. Doch im Gegensatz zu den MAO-Hemmkörpern haben weder Imipramin, noch Desipramin oder Amitryptilin irgend einen Einfluß auf die Freisetzung von Catecholaminen oder von 5-HT durch Reserpin im Gehirn. Sie hemmen auch die MAO nicht. Es scheint jedoch festzustehen, daß diese Stoffe nicht nur peripher, sondern auch im Gehirn die Wirkung von Catecholaminen und von 5-HT verstärken. Diese „Potenzierung" mag damit zusammenhängen, daß Imipramin, Desipramin und Amitryptilin durch Blockade der Aufnahme exogen zugeführter Catecholamine oder von 5-HT in die Zellen, die pharmakologische Wirkung dieser Amine im Körper verstärken können (Literatur siehe Loew). Imipramin und Amitryptilin wirken erst nach einer langen Latenzzeit der Reserpinwirkung voll entgegen, dagegen wirkt Desipramin sofort. Es ist sehr wahrscheinlich, daß im Falle des Imipramins der eigentlich im Körper wirksame Stoff das demethylierte Produkt (also Desipramin) ist (Brodie et al., 1961 b). Imipramin, Desipramin und Amitryptilin wirken auch der durch Phenothiazinderivate oder durch Bulbocapnin hervorgerufenen Katalepsie entgegen (siehe Zetler). Opipramol hat erst nach wiederholter Gabe eine zentrale dem Reserpin entgegengerichtete Wirkung, dagegen scheint es nicht wesentlich gegen Katalepsie zu wirken. Manche Wirkungen zentral erregender Pharmaka wie Amphetamin, Methylphenidat, LSD, werden durch Imipramin, Desipramin und Amitryptilin verstärkt (siehe Häfliger und Burckhardt).

Der *Mechanismus* der zentral erregenden und vielleicht auch der am Menschen antidepressiven Wirkung der Thymoleptica könnte auf der schon erwähnten Tatsache beruhen, daß diese Stoffe die Wirkung der endogenen Gehirnamine dadurch verstärken, daß sie ihre biologische Inaktivierung, die zum Teil durch Aufnahme in die Zellen erfolgt, verhindern (vgl. auch die Befunde von Dengler und Titus).

B. Periphere Wirkungen

Alle als Thymoleptica verwendeten Stoffe scheinen, je nach der Dosierung, einen kurzdauernden Blutdruckabfall hervorzurufen. Außer Opipramol verstärken alle hier genannten Stoffe die Blutdruckwirkungen von exogenem Adrenalin, Noradrenalin und Tyramin und ebenso auch die Wirkungen der Catecholamine und des 5-HT auf die Nickhaut (Sigg; weitere Literatur siehe Häfliger und Burckhardt). In hohen Dosen können allerdings vor allem Imipramin und Amitryptilin die Wirkung dieser Amine auch hemmen. An isolierten Organen (Darm) zeigen Thymoleptica eine deutlich antagonistische Wirkung gegen Acetylcholin, Histamin und 5-HT.

Auch die potenzierenden Wirkungen der meisten Thymoleptika auf periphere Angriffspunkte der Catecholamine und des 5-HT hängen wohl mit der erwähnten Tatsache zusammen, daß sie die Wiederaufnahme solcher Amine in die Zellen und damit auch ihre biologische Inaktivierung blockieren (siehe HERTTING et al., 1961). Zum Unterschied von Reserpin verhindern die Thymoleptica nicht die Aufnahme der Catecholamine in die Speichergranula, vielmehr scheinen sie nur die Aufnahme aus dem extraneuronalen Raum in die Endstrukturen der adrenergen Nervenfasern zu hemmen (CARLSSON und WALDECK). Das bedeutet, daß Thymoleptika im Gegensatz zu Reserpin (siehe II B, 4 b) keinen Einfluß auf die in den Granula stattfindende Synthese von Noradrenalin aus Dopamin besitzen.

C. Nebenwirkungen und Gefahren

Die Literatur über Nebenwirkungen und Gefahren der Thymoleptica ist bei HOLLISTER (1964) und WAGENSOMMER zu finden.

1. Selbstmord und Vergiftungen

Sowohl mit Imipramin als auch mit Amitryptilin sind erfolgreiche Selbstmorde verübt worden. In den meisten Fällen wurden dabei Grammdosen der Stoffe eingenommen, bei einem Kind kam es schon nach 350 mg Imipramin zum Tod (HOLLISTER, 1964). Nach hohen Dosen von Imipramin kam es zu tiefen Koma, klonischen Krämpfen und Bewegungen, Schock, Dämpfung der Atmung, Fieber und Rhythmusstörungen des Herzens. Auch nach Amitryptilin wurde meist tiefes Koma, Tachykardie und Hypothermie beobachtet.

2. Zentralnervensystem

Während der Therapie mit Thymoleptica können ähnliche Nebenwirkungen von seiten des Zentralnervensystems eintreten wie nach MAO-Hemmkörpern, z. B. Unruhe, Schlaflosigkeit, Benommenheit, Hypomanie, delirante Zustandsbilder, Tremor (vor allem an der Zunge und an den Händen) und choreiforme Hyperkinesien. Bei dazu prädisponierten Kranken sind auch epileptische Anfälle aufgetreten.

3. Periphere Nebenwirkungen

Sehr zahlreich und mannigfaltig sind auch periphere Nebenwirkungen der Thymoleptica. Besonders häufig ist eine mäßige Blutdrucksenkung mit Müdigkeit, Mattigkeit, Schwindel, Flimmern vor den Augen. Bei Anwendung von Imipramin wurden gelegentlich Thrombosen (Beine, Becken) und

Embolien beobachtet, die wahrscheinlich mit der Beeinträchtigung der Kreislaufreaktionen zusammenhängen. Ein direkter Zusammenhang zwischen dem Auftreten eines Herzinfarktes und der thymoleptischen Therapie ist zwar nicht erwiesen, doch treten bei dieser Behandlung bei herzgeschädigten Kranken nicht selten stenokardische Beschwerden auf. Auch Arrhythmien und EKG-Veränderungen im Sinne einer Abflachung der T-Zacken und einer Verlängerung der PQ-Strecke werden oft nach therapeutischen Dosen der Thymoleptica gesehen. Tachykardien sind häufig.

Von praktischer Bedeutung sind auch die Nebenwirkungen, die sich aus der *„Atropin-artigen“* Wirkung der Thymoleptica ergeben: Verschlechterung eines bestehenden Glaukoms, Urinretention, Miktonsbeschwerden, Austrocknung der Mund- und Rachenschleimhaut sowie Obstipation.

4. Allergische Dermatosen

Allergische Dermatosen, Photosensibilisierung, Auftreten von Juckreiz auch beim Pflegepersonal (vor allem auch bei Personen, die gegen Phenothiazinderivate überempfindlich sind) wurden vor allem nach Imipramin beobachtet.

5. Agranulocytose, Ikterus

Die weitaus ernsteste, aber relativ seltene Nebenwirkung einer Imipraminbehandlung ist eine Agranulocytose, die im Verlauf der Phenothiazinagranulocytose vollkommen gleicht. Amitryptilin kann ebenfalls, wenn auch noch seltener als Imipramin, zu Agranulocytose führen. Dagegen ist der *Ikterus*, der gelegentlich nach Imipramin auftritt, nicht so ernst wie der Iproniazid-Ikterus. Es handelt sich dabei ähnlich wie beim Phenothiazinikterus um einen cholostatischen Ikterus.

6. Unverträglichkeitserscheinungen

Wie bereits besprochen wurde (siehe III, E 6), kann es nach Gabe von Thymoleptica an Patienten, die unter der Einwirkung einer MAO-Hemmkörpertherapie stehen, zu sehr ernsten Unverträglichkeitserscheinungen kommen. Man sollte daher, wenn man in solchen Fällen überhaupt Thymoleptica geben will, die Gabe von MAO-Hemmkörpern mindestens 10—14 Tage vor der neuen Therapie absetzen.

7. Abstinenz

Beim plötzlichen Absetzen der Verabreichung von Thymoleptica, besonders von Imipramin, können sich Erscheinungen wie bei einer Abstinenz entwickeln: Es treten dabei Unruhe, Schlaflosigkeit, Nausea, Erbrechen und Schweißausbruch auf.

V. Chemische Formeln
der gebräuchlichsten Psychopharmaka

A. Phenothiazinderivate

1. Phenothiazinderivate mit aliphatischer Seitenkette

Promethazine

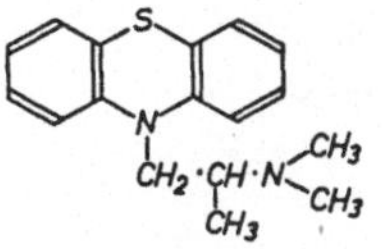

10-(β-Dimethylaminopropyl)-phenothiazin

Promazine

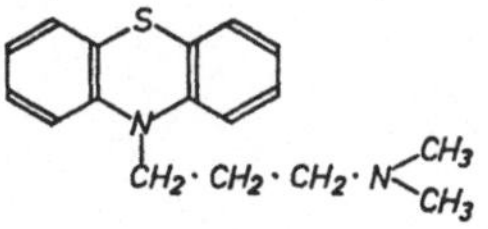

10-(γ-Dimethylaminopropyl)-phenothiazin

Chlorpromazine

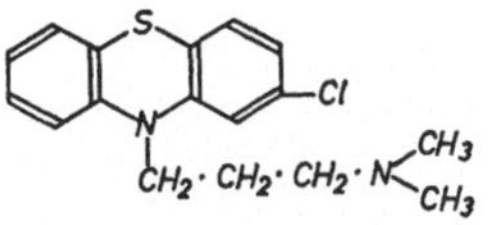

10-(γ-Dimethylaminopropyl)-2-chlor-
phenothiazin

Méthopromazine

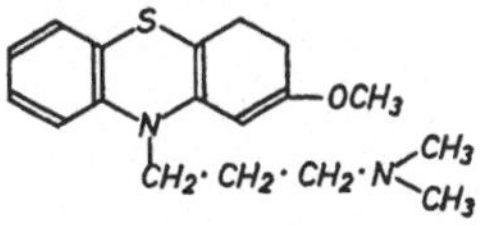

10-(γ-dimethylamino-propyl)-2-Methoxy-
phenothiazin

Acepromazine

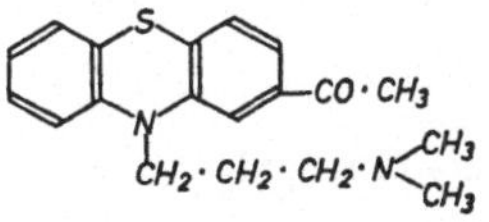

10-(γ-dimethylamino-propyl)-2-Acetyl-
phenothiazin

Fluopromazine

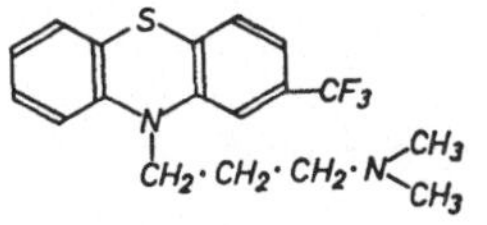

10-(γ-Dimethylamino-propyl)-2-trifluor-
methyl-phenothiazin

Trimeprazine

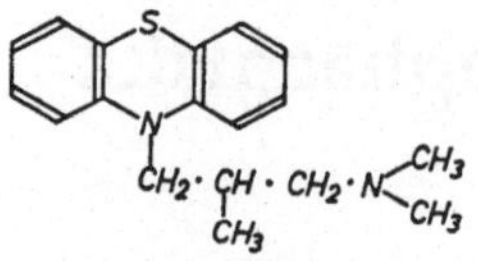

10-(γ-Dimethylamino-β-methyl-propyl)-phenothiazin

Lévomépromazine

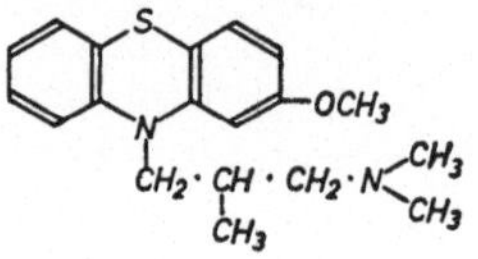

L-10-(γ-Dimethylamino-β-methyl-propyl)-2-methoxy-phenothiazin

2. Piperidylalkyl-Phenothiazinderivate

Mepazine

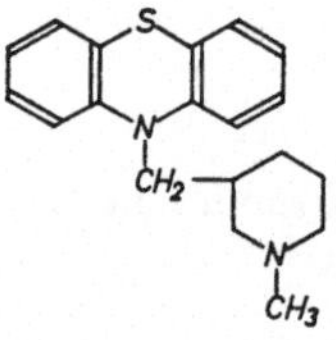

10-(N'-Methyl-3'-piperidyl-methyl)-phenothiazin

Thioridazine

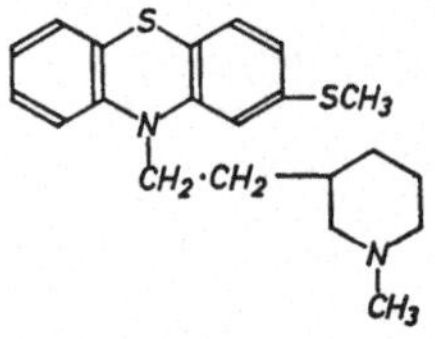

10-[β-(N-methyl-2-piperidyl)-äthyl]-2-Methyl-mercapto-phenothiazin

3. Piperazinylalkyl-Phenothiazinderivate

Perazine

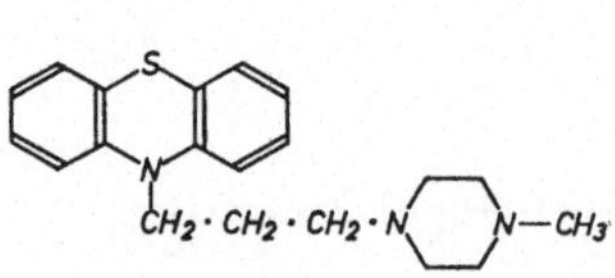

10-[γ-(N-Methylpiperazino)-propyl]-phenothiazin

Prochlorperazine

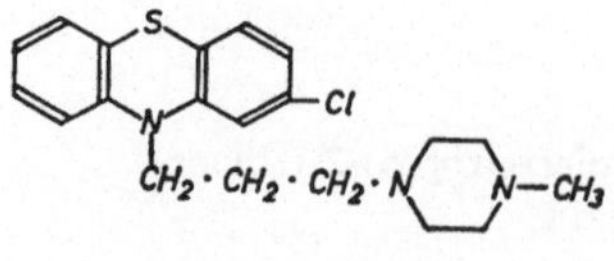

10-[γ-(N-methyl-piperazino)-propyl]-2-chlor-phenothiazin

Trifluoperazine

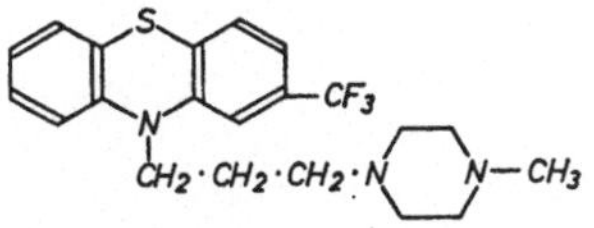

10-[γ-(N-Methylpiperazino-)-propyl]-
2-trifluormethyl-phenothiazin

Perphenazine

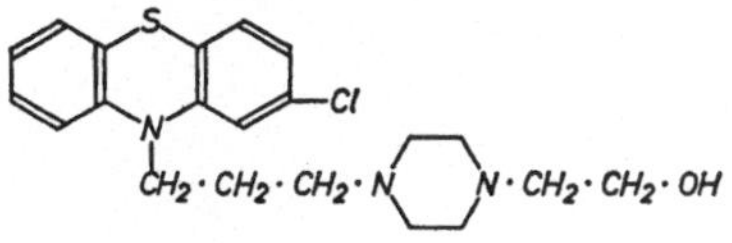

10-[γ-(N-β-Hydroxyäthyl-piperazino)-
propyl]-2-chlorphenothiazin

Fluphenazine

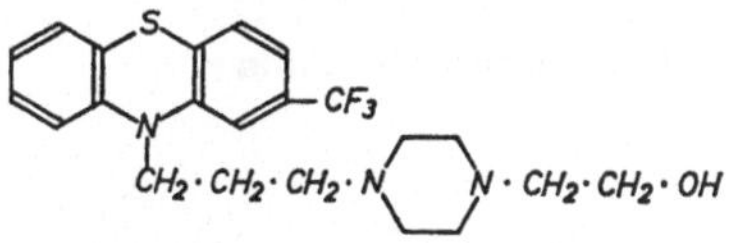

10-[γ-(N-β-Hydroxyäthyl-piperazino)-
propyl]-2-trifluormethyl-phenothiazin

Thiopropazate

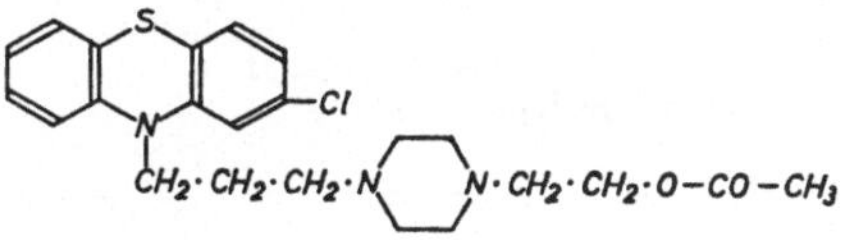

10-[γ-(N′-β-Acetoxyäthyl-
piperazino)-propyl]-2-chlorpheno-
thiazin

B. Thiaxanthenderivate

Chlorprothixene

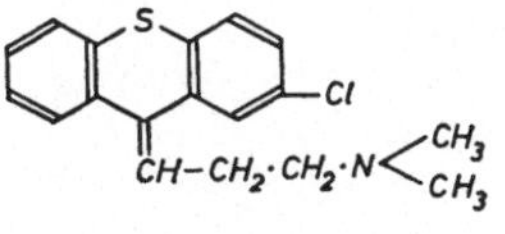

2-Chlor-9-(γ-dimethylamino-
propyliden)-thiaxanthen

C. Reserpin und Reserpin-ähnlich wirkende Stoffe

Reserpine

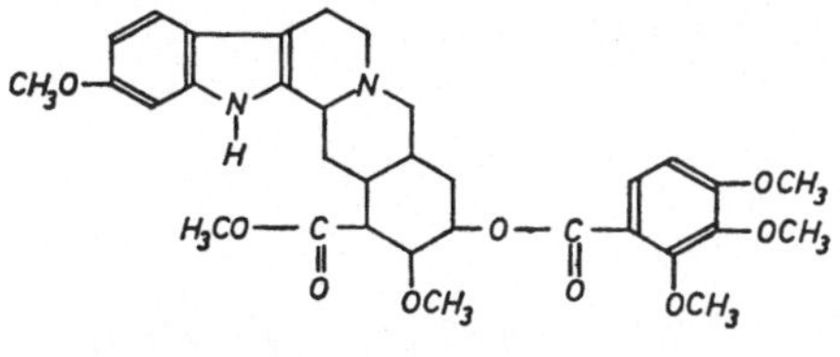

3,4,5-Trimethoxybenzoyl-methyl-
reserpat

Deserpidine

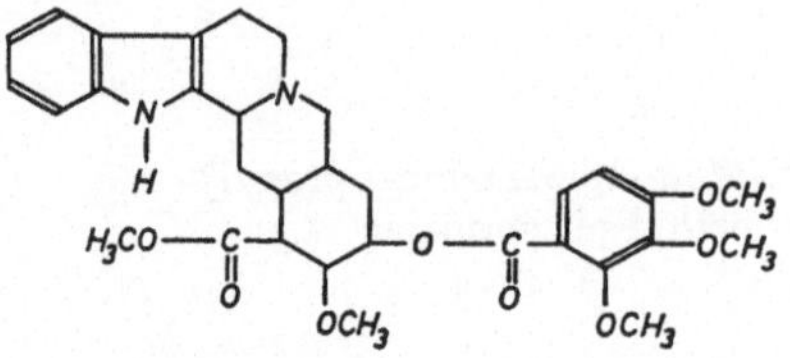

11-Desmethoxyreserpin

Methoserpidin

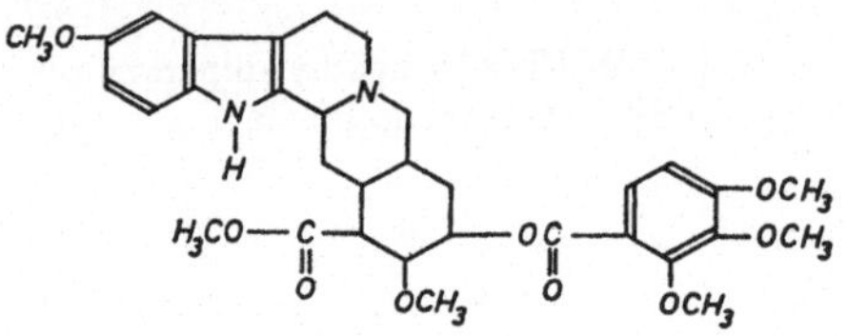

10-Methoxydeserpidin

Syrosingopin

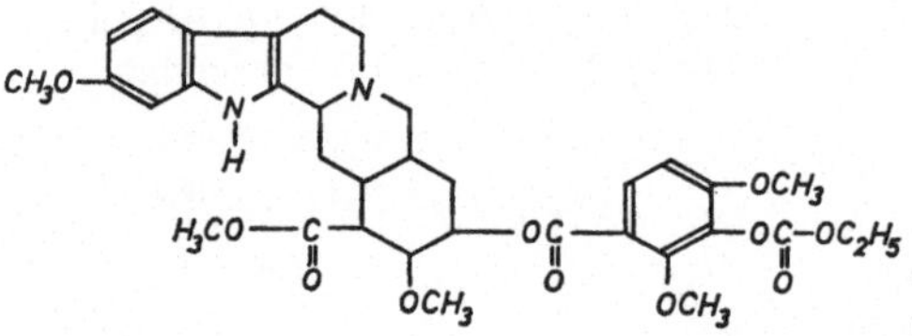

Carbaethoxysyringoyl-
methylreserpat

Rescinnamine

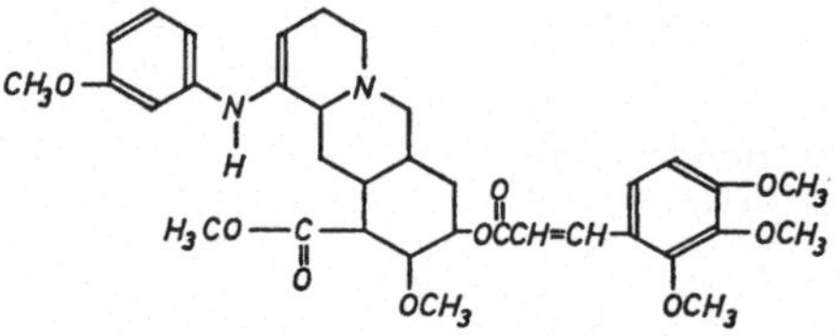

3,4,5-Trimethoxy-cinnamoyl-
methylreserpat

Tetrabenazine

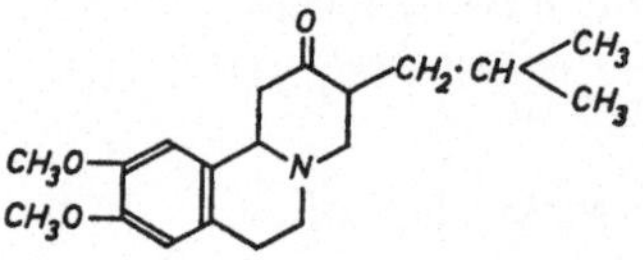

3-Isobutyl-1,2,3,4,6,7-hexahydro-
11bH-benzo[a]chinolizin-2-on

D. MAO-Hemmer

Iproniazid

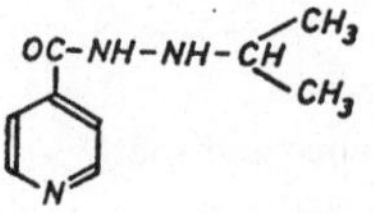

1-Isonicotinoyl-2-isopropyl-hydrazin

Isocarboxazide

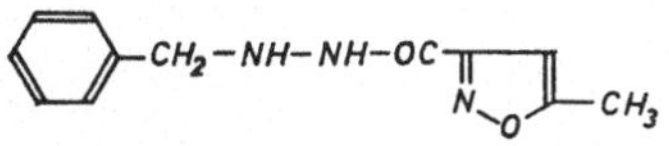

1-Benzyl-2-(5-methyl-3-isoxazolyl-
carbonyl)-hydrazin

Nialamide

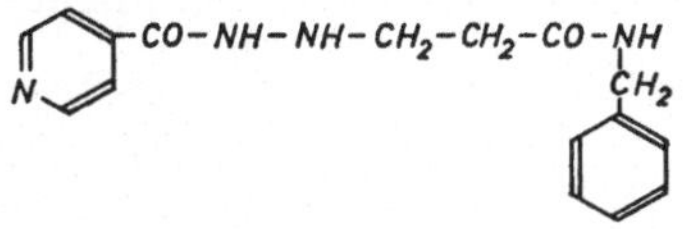

N-Isonicotinoyl-N'-(β-N-benzyl-
carboxamido-äthyl)-hydrazin

Pheniprazine

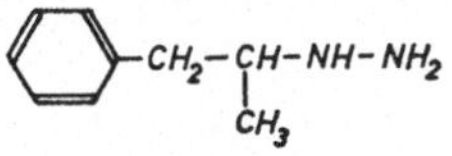

α-Methyl-β-phenyl-äthylhydrazin

Phenelzine

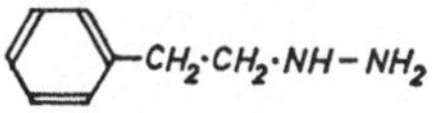

β-Phenyl-äthylhydrazin

Tranylcypromine

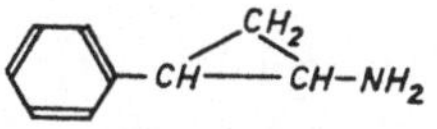

2-Phenylcyclopropylamin

Etryptamine

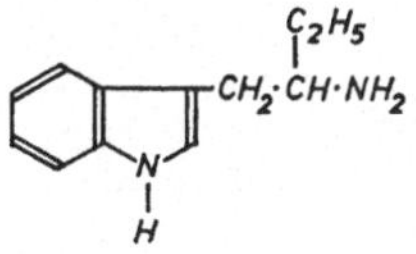

3-(2-Aminobutyl)-indol

Pargyline

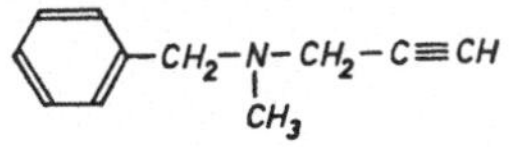

N-Methyl-N-propargyl-benzylamin

E. Iminodibenzyl-Verbindungen

Imipramine

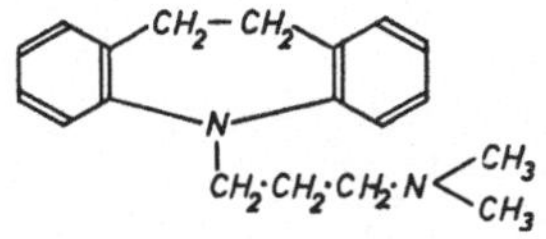

5-(γ-Dimethylamino-propyl)-10,11-
dihydro-5H-dibenz[b,f]-azepin

Triméproprimine

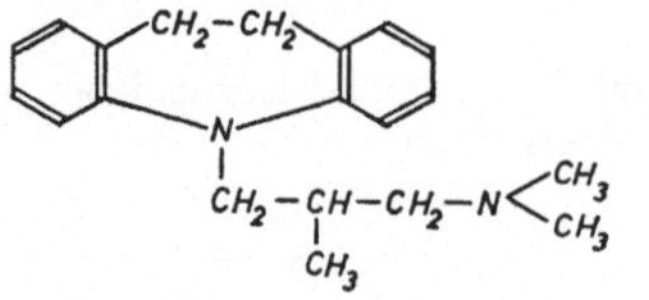

5-(γ-Dimethylamino-β-methyl-propyl)-
10,11-dihydro-5H-dibenz-[b,f]-azepin

Desmethylimipramine

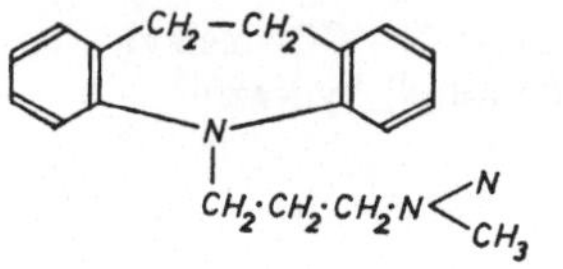

5-(γ-Monomethylamino-propyl)-10,11-
dihydro-5H-dibenz-[b,f]-azepin

Opipramol

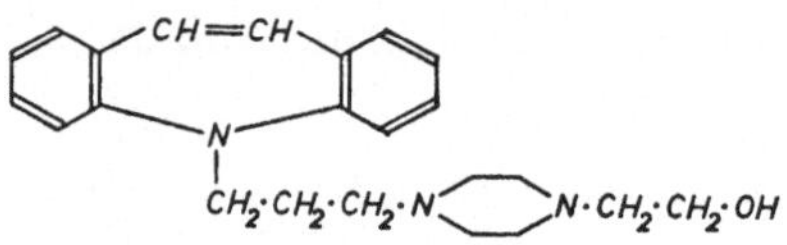

5-[γ-(β-Hydroxyäthyl-piperazino)-
propyl]-5H-dibenzo[b,f]-azepin

Amitriptyline

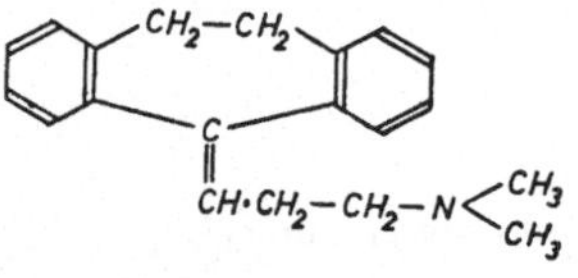

5-(γ-Dimethylamino-propyliden)-5H-
dibenzo[a,d][1,4]-cycloheptadien

Nortriptyline

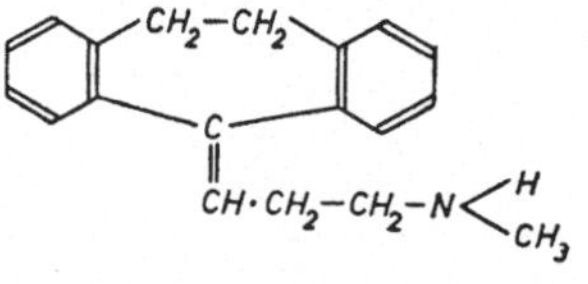

5-(γ-Monomethylamino-propyliden)-
5H-dibenzo[a,d][1,4]-cycloheptadien

Verwendete Bezeichnungen und Abkürzungen

ACTH	=	Adrenocorticotropes Hormon des Hypophysenvorderlappens
ADP	=	Adenosindiphosphat
AMP	=	Adenosinmonophosphat
ATP	=	Adenosintriphosphat
Chlp.	=	Chlorpromazin
L-DOPA	=	L-Dihydroxyphenylalanin
Dopamin	=	3-Hydroxytyramin = 3,4-Dihydroxyphenylaethylamin
EEG	=	Elektroenzephalogramm
FAD	=	Flavinadenindinucleotid
5-HT	=	5-Hydroxytryptamin = Serotonin
5-HTP	=	5-Hydroxytryptophan
LSD	=	Lysergsäurediäthylamid
MAO	=	Monoaminoxydase
Octopamin	=	4-Hydroxyphenyläthanolamin = β-Hydroxytyramin
ZNS	=	Zentralnervensystem

Literaturverzeichnis

ABOOD, L. G., and K. L. ROMANCHEK: The chemical constitution and biochemical effects of psychotherapeutic and structurally related agents. Ann. N. Y. Acad. Sci. **66**, 812—825 (1957).

ADEY, W. R., and C. W. DUNLOP: Amygdaloid and peripheral influences on caudate and pallidal units in the cat and effects of chlorpromazine. Exp. Neurol. **2**, 348—363 (1960).

ALEXANDER, L., and S. R. HORNER: The effect of drugs on the conditional psychogalvanic reflex in man. J. Neuropsychiat. **2**, 246—261 (1961).

AMIN, A. H., T. B. B. CRAWFORD, and J. H. GADDUM: The distribution of substance P and 5-hydroxytryptamine in the central nervous system of the dog. J. Physiol. **126**, 596—618 (1954).

ANDÉN, N. E., A. CARLSSON, and B. WALDECK: Reserpine-resistant uptake mechanisms of noradrenaline in tissues. Life Sci. **2**, 889—894 (1963 a).

— B. E. ROOS, and B. WERDINIUS: 3,4-Dihydroxyphenylacetic acid in rabbit corpus striatum normally and after reserpine treatment. Life Sci. **2**, 329—325 (1963 b).

— T. MAGNUSSON, and B. WALDEK: Correlation between noradrenaline uptake and adrenergic nerve function after reserpine treatment. Life Sci. **3**, 19—25 (1964 a).

— B. E. ROOS, and B. WERDINIUS: Effects of chlorpromazine, haloperidol and reserpine on the levels of phenolic acids in rabbit corpus striatum. Life Sci. **3**, 149—158 (1964 b).

—, A. CARLSSON, A. DAHLSTRÖM, K. FUXE, N. Å. HILLARP, and K. LARSSON: Demonstration and mapping out of nigro-neostriatal dopamine neurons. Life Sci. **3**, 523—530 (1964 c).

ANDERSON, E. G., and D. D. BONNYCASTLE: A study of the central depressant action of pentobarbital, phenobarbital and diethylether in relationship to increases in brain 5-hydroxytryptamine. J. Pharmacol. **130**, 138—143 (1960).

ARELLANO, Z. A. P., and V. R. JERI: Scalp and basal EEG during the effect of reserpine. Arch. Neurol. Psychiat. **75**, 525—533 (1956).

ARRIGONI-MARTELLI, E. et M. KRAMER: Studio farmacologico di un nuovo derivato fenotiazinico: la perfenazina. Arch. int. pharmacodyn. **119**, 311—333 (1959).

ASATOOR, A. M., A. J. LEVI, and M. D. MILNE: Tranylcypromine and cheese. Lancet. **II**, 733—734 (1963).

ARNOLD, O. H.: Persönliche Mitteilung.

AXELROD, J.: Metabolism of epinephrine and other sympatomimetic amines. Physiol. Rev. **39**, 751—776 (1959).

—, I. J. KOPIN, and J. D. MANN: 3-Methoxy-4-hydroxyphenylglycol sulfate, a new metabolite of epinephrine and norepinephrine. Biochim. biophys. Acta **36**, 576—577 (1959).

—, G. HERTTING, and R. W. PATRICK: Inhibition of H^3-norepinephrine release by monoamine oxidase inhibitors. J. Pharmacol. **134**, 325—328 (1961 a).

—, C. G. WHITBY, and G. HERTTING: Effect of psychotropic drugs on the uptake of H^3-norepinephrine by tissues. Science **133**, 383—384 (1961 b).

AYD, F. J.: A survey of drug-induced extrapyramidal reactions. J. Amer. med. Ass. **175**, 1054—1060 (1961).

BAIN, J. A., and S. E. MAYER: Biochemical mechanisms of drug action. Ann. Rev. Pharmacol. **2**, 37—66 (1962).

BAKER, R. V.: Observations on the localization of 5-hydroxytryptamine. J. Physiol. **142**, 563—570 (1958).

BAKER, R. V., H. BLASCHKO, and G. V. R. BORN: The isolation from blood platelets of particles containing 5-hydroxytryptamine and adenosine triphosphate. J. Physiol. **149**, 55—56P (1959).

BALZER, H., und P. HOLTZ: Beeinflussung der Wirkung biogener Amine durch Hemmung der Aminoxydase. Naunyn-Schmiedeberg's Arch. exp. Path. Pharmakol. **227**, 547—558 (1956).

—, P. HOLTZ und D. PALM: Reserpin und γ-Amino-buttersäuregehalt des Gehirns. Experientia **17**, 38—40 (1961 a).

— — — Reserpin und Glykogengehalt der Organe. Experientia **17**, 304—305 (1961 b).

BARBEAU, A., G. F. MURPHY, and T. L. SOURKES: Excretion of dopamine in diseases of basal ganglia. Science **133**, 1706—1707 (1961).

— T. L. SOURKES et G. F. MURPHY: Les catécholamines dans la maladie de Parkinson. In. J. DE AJURIAGUERRA: Monoamines et système nerveu central, S. 247—262. Genève: Georg; Paris: Masson 1962.

BARLOW, R. B.: Effects on amine oxidase of substances which antagonize 5-hydroxytryptamine more than tryptamine on the rat fundus strip. Brit. J. Pharmacol. **16**, 153—162 (1961).

BARRACLOUGH, C. A.: Blockade of the release of pituitary gonadotrophin by reserpine. Fed. Proc. **14**, 9—10 (1955).

—, and C. H. SAWYER: Induction of pseudopregnacy in the rat by reserpine and chlorpromazine. Endocrinology **65**, 563—571 (1959).

BARTLET, A. L.: The 5-hydroxytryptamine content of mouse brain and whole mice after treatment with some drugs affecting the central nervous system. Brit. J. Pharmacol. **15**, 140—146 (1960).

BEHN, W., M. FRAHM und E. FRETWURST: Über den diaplacentaren Übergang von Phenothiazin-Derivaten. Klin. Wschr. **34**, 872 (1956).

BEIN, H.: Significance of selected central mechanisms for the analysis of the action of reserpine. Ann. N. Y. Acad. Sci. **61**, 4—16 (1955).

BEIN, H. J.: The pharmacology of rauwolfia. Pharmacol. Rev. **8**, 435—483 (1956).

—, F. GROSS, J. TRIPOD und R. MEIER: Experimentelle Untersuchungen über „Serpasil" (Reserpin), ein neues, sehr wirksames Rauwolfiaalkaloid mit neuartiger zentraler Wirkung. Schweiz. med. Wschr. **83**, 1007—1012 (1953).

BEJRABLAYA, D., J. H. BURN, and J. M. WALKER: The action of sympathomimetic amines on heart rate in relation to the effect of reserpine. Brit. J. Pharmacol. **13**, 461—466 (1958).

BENDITT, E. P.: Diskussionsbemerkung in: G. P. LEWIS: 5-Hydroxytryptamine, S. 87. London: Pergamon Press 1957.

BENNETT, J. L., and A. K. KOOI: Five phenothiazine derivatives: Evaluation and toxicity studies. Arch. gen. Psychiat. **4**, 413—418 (1961).

BERNHEIMER, H., und O. HORNYKIEWICZ: Wirkung von Phenothiazinderivaten auf den Dopamin-(=3-Hydroxytyramin-)Stoffwechsel im Nucleus caudatus. Naunyn-Schmiedebergs Arch. exp. Path. Pharmak. **251**, 135 (1965).

— W. BIRKMAYER und O. HORNYKIEWICZ: Zur Biochemie des Parkinsonsyndroms des Menschen. Klin. Wschr. **41**, 465—469 (1963).

BERTLER, Å.: Occurrence and localization of catecholamines in the human brain. Acta physiol. scand. **51**, 97—107 (1961 a).

— Effect of reserpine on the storage of catecholamines in brain and other tissues. Acta physiol. scand. **51**, 75—83 (1961 b).

—, and E. ROSENGREN: Occurrence and distribution of dopamine in brain and other tissues. Experientia **15**, 10—11 (1959).

BERTLER, Å., N.-Å. HILLARP, and E. ROSENGREN: "Bound" and "free" catecholamines in the brain. Acta physiol. scand. **50**, 113—118 (1960).

— — — Effect of reserpine on the storage of new-formed catecholamines in the adrenal medulla. Acta physiol. scand. **52**, 44—48 (1961).

BESENDORF, H., und A. PLETSCHER: Beeinflussung zentraler Wirkungen von Reserpin und 5-Hydroxytryptamin durch Isonicotinsäurehydrazide. Helv. physiol. Acta **14**, 382—390 (1956).

— F. A. STEINER und A. HÜRLIMANN: „Laroxyl", ein neues Antidepressivum mit sedierender Wirkung. Schweiz. med. Wschr. **92**, 244—246 (1962).

BHARGAVA, K. P., and Om CHANDRA: Tranquillizing and hypotensive activities of twelve phenothiazines. Brit. J. Pharmacol. **22**, 154—161 (1964).

BHATTACHARYA, B. K., and G. P. LEWIS: The effects of reserpine and compound 48/80 on the release of amines from the mast cells of rats. Brit. J. Pharmacol. **11**, 411—416 (1956).

BIANCHI, C.: Anticonvulsant action of some anti-epileptic drugs in mice pretreated with Rauwolfia alkaloids. Brit. J. Pharmacol. **11**, 141—146 (1956).

BIEL, J. H., A. HORITA, and A. E. DRUKKER: Monoamine oxidase inhibitors (hydrazines). In M. GORDON: Psychopharmacological Agents, vol. I., S. 359—443. New York—London: Acad. Press 1964.

BIRKE, G., H. DUNER, U. S. v. EULER, and L. O. PLANTIN: Studies on the adrenocortical, adreno-medullary and adrenergic nerve activity in essential hypertension. Z. Vitamin-Hormon- u. Fermentforsch. **9**, 41—68 (1957).

BIRKHÄUSER, H.: 124. Fermente im Gehirn geistig normaler Menschen (Cholinesterase, Mono- und Diamin-oxydase, Cholin-oxydase). Helv. chim. Acta **23**, 1071—1086 (1940).

BIRKMAYER, W., und O. HORNYKIEWICZ: Der L-3, 4-Dioxyphenylalanin- (= DOPA) Effekt bei der Parkinson-Akinese. Wien. klin. Wschr. **73**, 787—788 (1961).

— — Der L-3, 4-Dioxyphenylalanin-(= DOPA-)Effekt beim Parkonson-Syndrom des Menschen: Zur Pathogenese und Behandlung der Parkinson-Akinese. Arch. Psychiat. Nervenkr. **203**, 560—574 (1962).

— — Weitere experimentelle Untersuchungen über L-DOPA beim Parkinson-Syndrom und Reserpin Parkonsonismus. Arch. Psychiat. Nervenkr. **206**, 367—381 (1964).

BLASCHKO, H.: Amine oxidase and amine metabolism. Pharmacol. Rev. **4**, 415—458 (1952).

— The development of current concepts of catecholamine formation. Pharmacol. Rev. **11**, 307—316 (1959).

— Biological inactivation by amine oxidases and time course of drug action. Proc. Ist. Int. Pharmacol. Meeting, vol. 6. S. 289—298. Oxford—London—New York —Paris: Pergamon Press 1962.

—, and T. L. CHRUŚCIEL: The decarboxylation of amino acids related to tyrosine and their awakening action in reserpine-treated mice. J. Physiol. **151**, 272—284 (1960).

—, and A. D. WELCH: Localization of adrenaline in cytoplasmic particles of the bovine adrenal medulla. Arch. exp. Path. Pharmakol. **219**, 17—22 (1953).

—, G. V. R. BORN, A. D'LORIO, and N. R. EADE: Observations on the distribution of catechol amines and adenosine triphosphate in the bovine adrenal medulla. J. Physiol. **133**, 548—557 (1956).

BOGDANSKI, D. F., and S. SPECTOR: Comparison of central actions of cocaine and LSD. Fed. Proc. **16**, 284 (1957).

— H. WEISSBACH, and S. UDENFRIEND: The distribution of serotonin, 5-hydroxytryptophan decarboxylase and monoamine oxidase in brain. J. Neurochem. **1**, 272—278 (1957).

BOGDANSKI, D. F., H. WEISSBACH, and S. UDENFRIEND: Pharmacological studies with the serotonin precursor, 5-hydroxytryptophan. J. Pharmacol. **122**, 183—194 (1958).

BOYD, E. M.: Chlorpromazine tolerance and physical dependance. J. Pharmacol. **128**, 75—78 (1960).

BRADLEY, P. B.: Phenothiazine Derivatives. In ROOT, W. S. and F. G. HOFMANN: Physiological Pharmacology, vol. I., part A, S. 417—477. New York and London: Academic Press 1963.

—, and A. J. HANCE: The effect of chlorpromazine and methopromazine on the electrical activity of the brain in the cat. Electroenceph. clin. Neurophysiol. **9**, 191—215 (1957).

—, and B. J. KEY: The effect of drugs on arousal responses produced by electrical stimulation of the reticular formation of the brain. Electroenceph. clin. Neurophysiol. **10**, 97—110 (1958).

BRADY, J. V.: Assessment of drug effects on emotional behavior. Science **123**, 1033—1034 (1956).

BRAUCHITSCH, H.: Endokrinologische Aspekte des Wirkungsmechanismus neuroplegischer Medikamente. Psychopharmacologia. **2**, 1—21 (1961).

BRENDEL, W., und H. D'ALLEMAND: Der Einfluß von Megaphen auf die Wärmeregulation. Naunyn-Schmiedebergs Arch. exp. Path. Pharmak. **225**, 87—89 (1955).

BRIMBLECOMBE, R. W., and A. L. GREEN: Effect of monoamine oxidase inhibitors on the behaviour of rats in Hall's open field. Nature **194**, 983 (1962).

BRODIE, B. B., and M. BEAVAN: Neurochemical transducer systems. Med. exp. **8**, 320—351 (1963).

—, and E. COSTA: Some current views on brain monoamines. In: J. DE AJURIAGUERRA: Monoamines et système nerveux central, S. 13—49. Symposium Bel-Air. Genève: Georg et Cie; Paris: Masson et Cie 1962.

— P. A. SHORE, and S. L. SILVER: Potentiating action of chlorpromazine and reserpine. Nature **175**, 1133—1134 (1955).

—, A. PLETSCHER, and P. A. SHORE: Possible role of serotonin in brain function and in reserpine action. J. Pharmacol. **116**, 9 (1956 a).

—, P. A. SHORE, and A. PLETSCHER: Serotonin releasing activity limited to rauwolfia alkaloids with tranquillizing action. Science **123**, 992—993 (1956 b).

—, E. G. TOMICH, R. KUNTZMANN, and P. A. SHORE: On the mechanism of action of reserpine: effect of reserpin on capacity of tissues to bind serotonin. J. Pharmacol. **119**, 461—467 (1957).

— S. SPECTOR, and P. A. SHORE: Interaction of drugs with norepinephrine in the brain. Pharmacol. Rev. **11**, 548—564 (1959 a).

— — — Interaction of monoamine oxidase inhibitors with physiological and biochemical mechanisms in brain. Ann. N. Y. Acad. Sci. **80**, 609—616 (1959 b).

— K. F. FINGER, F. B. ORLANS, G. P. QUINN, and F. SULSER: Evidence that tranquilizing action of reserpine is associated with changes in brain serotonin and not in brain norepinephrine. J. Pharmacol. **129**, 250—256 (1960).

— R. P. MAICKEL, and E. O. WESTERMANN: Action of reserpine on pituitary—adrenocortical system through possible action on hypothalamus. In S. S. KETY and I. ELKES: Regional neurochemistry, S. 351—361. Oxford—London—New York—Paris: Pergamon Press 1961 a.

—, M. H. BICKEL, and F. SULSER: Desmethylimipramine, a new type of antidepressant drug. Med. exp. **5**, 454—458 (1961 b).

BROOK, G. W.: Withdrawal from neuroleptic drugs. Amer. J. Psychiat. **115**, 931—932 (1959).

BRÜCKE, F. Th.: Beiträge zur Pharmakologie des Bulbocapnins. Naunyn-Schmiedebergs Arch. exp. Path. und Pharmak. 179, 504—523 (1935).
— Das Wesen der Bulbocapnin-starre. Naunyn-Schmiedebergs Arch. exp. Path. Pharmak. 182, 325—330 (1936).
—, und G. SPRING: Über die Wirkung sympathicotroper Stoffe auf den Schließmuskel der Kardia. Naunyn-Schmiedbergs Arch. exp. Path. und Pharmak. 245, 374—382 (1963).
—, und Ch. STUMPF: Unveröffentlichte Befunde.
— H. PETSCHE, S. SAILER und Ch. STUMPF: Apomorphinwirkung auf das Kaninchen-EEG. Naunyn-Schmiedebergs Arch. exp. Path. und Pharmak. 230, 335—346 (1957 a).
— S. SAILER und Ch. STUMPF: Pharmakologische Beeinflussung der Frequenz der Hippocampustätigkeit während retikulärer Reizung. Naunyn-Schmiedebergs Arch. exp. Path. Pharmak. 231, 267—278 (1957 b).
— — — Wechselwirkung zwischen Physostigmin einerseits und Evipan, Procain, Largactil und Scopolamin andererseits auf die rhinencephale Tätigkeit des Kaninchens. Naunyn-Schmiedebergs Arch. exp. Path. Pharmak. 232, 433—441 (1958).
BRUNE, G. G., T. KOBAYASHI, C. BULL, T. T. TOURLENTES, and H. E. HIMWICH: Relevance of drug-induced extrapyramidal reactions to behavioral changes during neuroleptic treatment. II. Combined treatment with trifluoperazine-amobarbital. Comprehens. Psychiat. 3, 292—296 (1962 a).
— C. MARPURGO, A. BIELKUS, T. KOBAYASHI, T. T. TOURLENTES, and H. E. HIMWICH: Relevance of drug-induced extrapyramidal reactions to behavioral changes during neuroleptic treatment. I. Treatment with trifluoperazine singly and in combination with trihexyphenidyl. Comprehens. psychiat. 3, 228—234 (1962 b).
BUFFONI, F., and H. BLASCHKO: Benzylamineoxidase and histaminase: purification and crystallization of an enzyme from pig plasma. Proc. roy. Soc. B 161, 153—167 (1964).
BURACK, W. R., N. WEINER, and P. B. HAGEN: The effect of reserpine on the catecholamine and adenine nucleotide contents of adrenal gland. J. Pharmacol. 130, 245—250 (1960).
BURGE, E.: Einfluß von Tranquilizer-Substanzen auf die Alkoholwirkung. Hefte Unfallheilk. 24, 99—102 (1961).
BURGER, M.: Veränderungen der Adrenalin- und Noradrenalinkonzentrationen im menschlichen Blutplasma unter Reserpin. Naunyn-Schmiedebergs Arch. exp. Path. Pharmacol. 230, 489—498 (1957).
BURKE, J. C., G. L. HASSERT, jr., and J. P. HIGH: The tranquilizing activity of 10-(3-dimethylaminopropyl)-2-(trifluoromethyl)-phenothiazine hydrochloride (MC 4703) and related phenothiazines in animal. J. Pharmacol. 119, 136 (1957).
BURKMAN, A. M.: Potent anti-apomorphine action of fluophenazine in pigeons. Arch. int. Pharmacodyn. 137, 396—403 (1962).
BURN, J. H.: Tyramine and other amines as noradrenaline-releasing substances. In J. R., VANE, G. E. W. WOLSTENHOLME, and J. O'CONNOR: Adrenergic mechanisms, S. 326—336. London: J. A. Churchill 1960.
—, and R. HOBBS: A test for tranquillizing drugs. Arch. int. Pharmacodyn. 113, 290—295 (1957).
—, and M. J. RAND: The action of sympathomimetic amines in animals treated with reserpine. J. Physiol. 144, 314—336 (1958).

Burn, J. H., and M. J. Rand: The cause of the supersensitivity of smooth muscle to noradrenaline after sympathetic degeneration. J. Physiol. **147**, 135—143 (1959).

Callingham, B. A., and M. Mann: Depletion and replacement of the adrenaline and noradrenaline contents of the rat adrenal gland, following treatment with reserpine. Brit. J. Pharmacol. **18**, 138—149 (1962).

Cammanni, F., O. Losana, and G. M. Molinatti: Selective depletion of noradrenaline in the adrenal medulla of the rat after administration of reserpine. Experientia **14**, 199—201 (1958).

— G. M. Molinatti, and M. Olivetti: Abolition by chlorpromazine of the inhibiting effect of iproniazid on the depletion of adrenal catechol amines induced by reserpine. Nature **184**, 65—66 (1959).

Campos, H. A., and F. E. Shideman: Subcellular distribution of catecholamines in the dog heart. Effects of reserpine and norepinephrine administration. Int. J. Neuropharmacol. **1**, 13—22 (1962).

Carlsson, A.: The occurrence, distribution and physiological role of catecholamines in the nervous system. Pharmacol. Rev. **11**, 490—493 (1959).

— Brain monoamines and psychotropic drugs. In Rothlin, E.: Neuropsychopharmacology, vol. 2, 417—421. Amsterdam—London—New York—Princeton: Elsevier Publ. Comp. 1961.

— Functional significance of drug-induced changes in brain monoamine Levels. In Himwich, H. E., and W. A. Himwich: Progress in brain research, vol. 8, S. 14. Amsterdam—London—New York: Biogenic Amines, Elsevier 1964.

—, and N.-Å. Hillarp: Release of adrenaline from the adrenal medulla of rabbits produced by reserpine. Kungl. Fysiogr. Sällsk. Förhandl. **26**, 1—2 (1956).

—, and M. Lindqvist: Effect of chlorpromazine or haloperidol on formation of 3-methoxytyramine and normetanephrine in mouse brain. Acta pharmacol. toxicol. **20**, 140—144 (1963).

—, and B. Waldeck: Inhibition of ^{3}H-metaraminol uptake by antidepressive and related agents. J. Pharm. Pharmacol. **17**, 243—244 (1965).

— M. Lindqvist, and T. Magnusson: 3,4-Dihydroxyphenylalanine and 5-hydroxytryptophan as reserpine antagonists. Nature **180**, 1200 (1957 a).

— E. Rosengren, Å. Bertler, and J. Nilsson: Effect of reserpine on the metabolism of catecholamines. In Garattini, S., and V. Ghetti: Psychotropic drugs, S. 363—372. Amsterdam: Elsevier Publ. Co 1957 b.

— M. Lindqvist, T. Magnusson, and B. Waldeck: On the presence of 3-hydroxytyramine in brain. Science **127**, 471 (1958).

— — — The effect of monoamine oxidase inhibitors on the metabolism of the brain catecholamines. In Simposio international sobre nialamida, S. 96—98. J. soc. ci. med. (Lisboa) 123, Suppl. (1959 a).

— E. B. Rasmussen, and P. Kristjansen: The urinary excretion of adrenaline and noradrenaline by schizophrenic patients during reserpine treatment. J. Neurochem. **4**, 318—320 (1959 b).

— M. Lindqvist, and T. Magnusson: On the biochemistry and possible functions of dopamine and noradrenaline in brain. In Vane, J. R., G. E. W. Wostenholme, and M. O'Connor: Adrenergic mechanisms, S. 432—439. London: J. a. A. Churchill Ltd. 1960.

— N.-Å. Hillarp, and B. Waldeck: A Mg^{++}-ATP dependant storage mechanism in the amine granules of the adrenal medulla. Med. exp. **6**, 47—53 (1962).

Chen, G., and C. R. Ensor: Antagonism studies on reserpine and certain CNS depressants. Proc. Soc. exp. Biol. Med. **87**, 602—608 (1954).

— C. R. Ensor, and B. Bohner: A facilitation action of reserpine on the central nervous system. Proc. Soc. exp. Biol. Med. **86**, 507—510 (1954).

CHESSIN, M., B. DUBNICK, E. R. KRAMER, and C. C. SCOTT: Modifications of pharmacology of reserpine and serotonin by iproniazid. Fed. Proc. **15**, 409 (1956).
— E. R. KRAMER, and C. C. SCOTT: Medifications of the pharmacology of reserpine and serotonin by iproniazid. J. Pharmacol. **119**, 453—460 (1957).
CHEYMOL, J., et C. LEVASSORT: Hyperthermisant et chlorpromazine. C. R. Soc. biol. (Paris) **149**, 475—480 (1955).
CHOW, M., and C. D. HENDLEY: Effect of monoamine oxidase inhibitors on experimental convulsions. Fed. Proc. **18**, 376 (1959).
CHRISTENSEN, J., and A. W. WASE: Distribution of S^{35} in the mouse after administration of S^{35}10(dimethylaminopropyl)-2-chlorophenothiazine (chlorpromazine). Acta pharmacol. toxicol. **12**, 81—84 (1956).
CHUSID, J. G., L. M. KOPELOFF, and N. KOPELOFF: Reserpine (Serpasil) effects on epileptic monkeys. Proc. Soc. exp. Biol. Med. **88**, 276—277 (1955).
CLARK, M. L., and P. C. JOHNSON: Amenorrhea and elevated level of serum cholesterol produced by a trifluomethylated phenothiazine (SKF-5354-A). J. clin. Endocrinol. **20**, 641—646 (1960).
COLE, J., and P. GLEES: Ritalin as an antagonist to reserpine in monkeys. Lancet I, 338 (1956).
COLE, J. O., and D. J. CLYDE: cit. nach TOMAN, J. E. P.
COOK, L., and R. T. KELLEHER: Effect of drugs on behavior. Ann. Rev. Pharmacol. **3**, 205—222 (1963).
—, and E. WEIDLEY: Behaviorval effects of some psychopharmacological agents. Ann. N. Y. Acad. Sci. **66**, 740—752 (1957).
—, and J. J. TONER: The antiemetic action of chlorpromazine, SKF Nr. 2601-A (RP-4560). J. Pharmacol. **110**, 12 (1954).
COSTA, E., G. R. PSCHEIDT, W. G. VAN METER, and H. E. HIMWICH: Brain concentrations of biogenic amines and EEG patterns of rabbits. J. Pharmacol. **130**, 81—88 (1960).
COUPLAND, R. E.: Strain sensitivity of albino rats to reserpine. Nature **181**, 930—931 (1958).
COURVOISIER, S., J. FOURNEL, R. DUCROT, M. KOLSKY, et P. KOETSCHET: Propriétés pharmacodynamiques du chlorhydrate de chloro-3(dimethyl-amino-3'-propyl)-10 Phénothiazine (4.560 R. P.). Arch. int. Pharmacodyn. **92**, 305—361 (1953).
— R. DUCROT, J. FOURNEL, et L. JULOU: Propriétés pharmacodynamiques de la méthopromazine, nouveau neuroleptique apparenté a la chlorpromazine. C. R. Soc. Biol. (Paris) **151**, 689—692 (1957 a).
— — — — Propriétés pharmacodynamique générales de la lévomépromazine (7.044 R. P.). C. R. Soc. Biol. (Paris) **151**, 1378—1382 (1957 b).
— — — — Propriétés pharmacodynamiques générales de la prochlorpémazine (6.140 R. P.). C. R. Soc. Biol. (Paris) **151**, 1144—1148 (1957 c).
— —, and L. JULOU: Nouveaux aspects expérimentaux de l'activité centrale des derivés de la phénothiazine. In GARATTINI, S., and V. GHETTI: Psychotropic drugs, S. 373—391. Amsterdam: Elsevier 1957 d.
— — J. FOURNEL, et L. JULOU: Propriétés pharmacologiques générales d'un nouveau dérivé de la phénothiazine, neuroleptique puissant a action neurovégétative discrété, le chlorhydrate de (méthyl-2'-diméthylamino-3'.propyl-1')-10 phénothiazine (6.549 R. P.). Arch. int. Pharmacodyn. **115**, 90—113 (1958).
CRONHEIM, G., and I. M. TOEKES: Comparison of some pharmacological properties of rescinnamine and reserpine, two alkaloids isolated from Rauwolfia serpentina. J. Pharmacol. **113**, 13 (1955).

CROUT, J. R., C. R. CREVELING, and S. UDENFRIEND: Norepinephrine metabolism in rat brain and heart. J. Pharmacol. 132, 269—277 (1961).
— A. J. MUSKUS, and U. TREDELENBURG: Effect tyramine on isolated guinea-pig atria in relation to their noradrenaline stores. Brit. J. Pharmacol. 18, 600—611 (1962).
DAS, N. N., S. R. DASGUPTA, and G. WERNER: Changes of behaviour and EEG in rhesus monkeys caused by chlorpromazine. Arch. int. Pharmacodyn. 99, 451—457 (1954).
DASGUPTA, S. R.: cit. nach E. K. KILLAM (1962).
—, and G. WERNER: Inhibition of hypothalamic, medullary and reflex vasomotor responses by chlorpromazine. Brit. J. Pharmacol. 9, 389—391 (1954).
— — Inhibitory actions of chlorpromazine on motor activity. Arch. int. Pharmacodyn. 100, 409—417 (1955).
— K. L. MUKHERJE, and G. WERNER: The activity of some central depressant drugs in acute decorticate and diencephalic preparations. Arch. int. Pharmacodyn. 97, 149—156 (1954).
DAVISON, A. N.: Physiological role of monoamine oxidase. Physiol. Rev. 38, 729—747 (1958).
DAWKINS, M. J. R., J. D. JUDAH, and K. R. REES: The effect of chlorpromazine on the respiratory chain. Biochem. J. 72, 204—209 (1959).
DE FEO, V. J.: Effect of large doses of reserpine on the deciduoma response. Anat. Rec. 127, 409 (1957).
—, and S. R. M. REYNOLDS: Modification of the menstrual cycle in the rhesus monkey by reserpine. Science 124, 726—727 (1956).
DEGKWITZ, R., und O. LUXENBURGER: Das terminale extrapyramidale Insuffizienz- bzw. Defektsyndrom infolge chronischer Anwendung von Neurolepticis. Nervenarzt. 36, 173—175 (1965).
— R. FROWEIN, C. KULENKAMPFF und U. MOHS: Über die Wirkungen des L-DOPA beim Menschen und deren Beeinflussung durch Reserpin, Chlorpromazin, Iproniazid und Vitamin B_6. Klin. Wschr. 38, 120—123 (1960).
DE JONG, H., et H. BURUK: La Catatonie éxpérimentale par la bulbocapnine. Étude physiologique et clinique. Paris: Masson et Cie. 1930.
DE JONGH, D. K., and VAN PROOSDIJ-HARTZEMA: Investigations into experimental hypertension. IV. Acta physiol. pharm. néerl. 4, 175—186 (1955).
DELAY, J., et P. DENIKER: Trente-huit cas de psychoses traitées par la cure prolongée et continue de 4560 R. P. In Compte rendu du Congrès des Al. et Neurol. de Langue Fr. Masson et Cie, Paris 1952.
DELAY, J., P. DENIKER, et J. M. HARL: Utilisation en therapeutique psychiatrique d'une phenothiazine d'action centrale elective (4560 R. P.). Ann. méd.-psychol. 110, 112—117 (1952).
DELGA, J., et R. HAZARD: Action de la chlorpromazine sur quelques action de l'adrénaline et de la noradrénaline chez le chien. Arch. int. Pharmacodyn. 109, 446—456 (1957).
DELGADO, M. M. R., and L. MIHAILOVIĆ: Use of intracerebral electrodes to evaluate drugs that act on the central nervous system. Ann. N. Y. Acad. Sci. 64, 644—666 (1956).
DE MAAR, E. W. J., W. R. MARTIN, and K. R. UNNA: Chlorpromazine II: The effects of chlorpromazine on evoked potentials in the midbrain reticular formation. J. Pharmacol. 124, 77—85 (1958).
DENGLER, H. J., und E. O. TITUS: Die Aufnahme von H^3-Noradrenalin in Gewebe-Schnitte und deren Beeinflussung durch Pharmaka. Naunyn-Schmiedebergs Arch. exp. Path. Pharmak. 241, 523 (1961).

DENGLER, H. J., I. A. MICHAELSON, H. E. SPIEGEL, and E. TITUS: The uptake of labeled norepinephrine by isolated brain and other tissues of the cat. Int. J. Neuropharmacol. 1, 12—38 (1962).

DENNISON, A. D., P. T. WHITE, R. B. MOORE, and W. J. PIERCE: Effect of reserpine upon the human electroencephalogram. Neurology 5, 56—58 (1955).

DESCI, L.: Further studies on the metabolic background of tranquilizing drug action. Psychopharmacologia 2, 224—242 (1961).

DEWS, P. B., and W. H. MORSE: Behavioral pharmacology. Ann. Rev. Pharmacol. 1, 145—174 (1961).

DIASSI, P. A., F. L. WEISENBORN, C. M. DYLION, and O. WINTERSTEINER: On the sterochemistry of reserpine. J. Amer. Chem. Soc. 77, 4687—4688 (1955).

DOBKIN, A., R. G. B. GILBERT, and K. I. MELVILLE: cit. nach: TATLOW, W. F. T., C. M. FISCHER, and A. B. DOBKIN: The clinical effects of chlorpromazine on dyskinesia. Canad. med. Ass. J. 71, 380—381 (1954).

DOMENJOZ, R., und W. THEOBALD: Zur Pharmakologie des Tofranil® (N-(3-Dimethylamino-propyl)-iminodibenzyl-hydrochlorid). Arch. int. Pharmacodyn. 120, 450—489 (1959).

DOMINO, E. F.: Sites of action of some central nervous system depressants. Ann. Rev. Pharmacol. 2, 215—250 (1962 a).

— Human pharmacology of tranquilizing drugs. Clin. Pharmacol. Ther. 3, 599—664 (1962 b).

— Centrally acting skeletal muscle relaxants. In LAURENCE, D. R., and A. L. BACHARACH: Pharmacometrics, S. 313—324. London—New York: Acad. Press 1964.

—, and R. H. RECH: Differences in the blood pressure response to reserpine on anaesthetized and unanaesthetized dogs immobilized with neuromuscular blocking agents. J. Pharmacol. 119, 142—143 P. (1957).

DREYFUSS, F.: Jaundice due to chlorpromazine. J. Amer. med. Ass. 168, 2044 (1958).

DRUCKMAN, R., D. SEELINGER, and B. THULIN: Chronic involuntary movements induced by phenothiazines. J. nerv. ment. Dis. 135, 69—76 (1962).

DUBNICK, B., G. A. LEESON, and G. E. PHILLIPS: An effect of monoamine oxidase inhibitors on brain serotonin of mice in addition to that resulting from inhibition of monoamine oxidase. J. Neurochem. 9, 299—306 (1962).

— D. F. MORGAN, and G. E. PHILLIPS: Inhibition of monoamine oxidase by 2-methyl-3-piperidino-pyrazine. Ann. N. Y. Acad. Sci. 107, 914—922 (1963).

EFRON, D. H., and G. L. GESSA: Failure of ethanol and barbiturates to alter brain monoamine content. Arch. int. Pharmacodyn. 142, 111—116 (1963).

EGDAHL, R. H., J. B. RICHARDS, and D. M. HUME: Effect of reserpine on adrenocortical function of unanesthetized dogs. Science 123, 418 (1956).

EHRINGER, H., und O. HORNYKIEWICZ: Verteilung von Noradrenalin und Dopamin (3-Hydroxytyramin) im Gehirn des Menschen und ihr Verhalten bei Erkrankungen des extrapyramidalen Systems. Klin. Wschr. 38, 1236—1239 (1960).

— — und K. LECHNER: Die Wirkung des Chlorpromazins auf den Katecholamin- und 5-Hydroxytryptaminstoffwechsel im Gehirn der Ratte. Naunyn-Schmiedebergs Arch. exp. Path. u. Pharmak. 239, 507—519 (1960).

— — — Die Wirkung von Methylenblau auf die Monoaminoxydase und den Katecholamin- und 5-Hydroxytryptaminstoffwechsel des Gehirnes. Naunyn-Schmiedebergs Arch. exp. Path. u. Pharmak. 241, 568—582 (1961).

EICHLER-SATKE, I.: Über die Wirkung der Phenothiazinderivate. Subsidia med. (Wien) 10, 43—69 (1958).

ELTHERINGTON, L. G., and A. HORITA: Some pharmacological actions of beta-penyl-isopropylhydrazine (PIH). J. Pharmacol. **128**, 7—14 (1960).

EMÅS, S.: Gastric acid secretion in gastric fistula cats during reserpine treatment. Acta. physiol. scand. **59**, 169—183 (1963).

EMELE, J. F., J. SHANAMAN, and M. R. WARREN: The analgesic activity of phenelzine and other compounds. J. Pharmacol. **134**, 206—209 (1961).

ERÄNKÖ, O., and V. HOPSU: Effect of reserpine on the histochemistry and content of adrenaline and noradrenaline in the adrenal medulla of the rat and the mouse. Endocrinology **62**, 15—23 (1958).

ESPLIN, D. W., and D. G. HEATON: Effect of reserpine on spinal cord synaptic transmission. J. Pharmacol. **121**, 267—271 (1957).

VON EULER, U. S., and N.-Å. HILLARP: Evidence for the presence of noradrenaline in submicroscopic structures of adrenergic axone. Nature **177**, 44—45 (1956).

—, and F. LISHAJKO: Effect of reserpine on the uptake of catecholamines in isolated nerve storage granules. Int. J. Neuropharmacol. **2**, 127—134 (1963).

—, and A. PURKHOLD: Effect of sympathetic denervation on the noradrenaline and adrenaline content of the spleen, kidney, and salivary glands in the sheep. Acta physiol. scand. **24**, 212—217 (1951).

—, and S. HELLNER-BJORKMAN: Effect of amine oxidase inhibitors on noradrenaline and adrenaline content of cat organs. Acta physiol. scand. **33**, suppl. 118, 21—25 (1955).

EVERETT, G. M.: Some electrophysiological and biochemical correlates of motor activity and aggressive behavior. In ROTHLIN, E.: Neuropsychopharmacology, vol. 2, S. 379—384, Amsterdam—London—New York—Princeton: Elsevier Publ. Comp. 1961.

—, and R. G. WIEGAND: Non-hydrazide monoamine oxidase inhibitors and their effects on central amines and motor behaviour. Biochem. Pharmacol. **8**, 163 (1961).

— J. E. P. TOMAN, and A. H. SMITH, jr.: Reduction of electroshock latency and other central actions of reserpine. Fed. Proc. **14**, 337 (1955).

— — — Central and peripheral effects of reserpine and 11-desmethoxyreserpine (harmonyl) on the nervous system. Fed. Proc. **16**, 1263 (1957).

— J. C. DAVIN, and J. E. P. TOMAN: Pharmacological studies of monoamine oxidase inhibitors. Fed. Proc. **18**, 388 (1959).

—, and R. G. WIEGAND: Central amines and behavioral states: a critique and new data. Proc. 1st. Int. Pharmacol Meeting Vol. 8, S. 85—92. Oxford—London—New York—Paris: Pergamon Press 1962.

FELDBERG, W., and R. D. MYERS: A new concept of temperatur regulation by amines in the hypothalamus. Nature **200**, 1325 (1963).

— — Effects on temperature of amines injected into the cerebral ventricles. A new concept of temperature regulation. J. Physiol. **173**, 226—237 (1964).

FELLOWS, E. J., and L. COOK: The comparative pharmacology of a number of phenothiazine derivatives. In GARATTINI, S., and V. GHETTI: Psychotropic drugs, S. 397—404. Amsterdam—London—New York—Princeton: Elsevier Publ. Comp. 1957.

FISCHER, J. E., W. D. HORST, and I. J. KOPIN: β-Hydroxylated sympathomimetic amines as false neurotransmitters. Brit. J. Pharmacol. **24**, 477—484 (1965 a).

— I. J. KOPIN, and J. AXELROD: Evidence for extraneuronal binding of norepinephrine. J. Pharmacol. **147**, 181—185 (1965 b).

FLEMING, W. W., and U. TRENDELENBURG: The development of supersensitivity to norepinephrine after pretreatment with reserpine. J. Pharmacol. **133**, 41—51 (1961).

FOLKERTS, J., and E. SPIEGEL: Tremor on stimulation of the midbrain tegmentum. Confin. neurol. (Basel) **13**, 193—202 (1953).

FREEMAN, A. R., and M. A. SPIRTES: Effects of chlorpromazine on biological membranes—II. Chlorpromazine-induced changes in human erythrocytes. Biochem. Pharmacol. **12**, 47—53 (1963).

FRIEBEL, H., und C. REICHLE: Zur analgetischen und analgesieverstärkenden Wirkung von Chlorpromazin (Megaphen). Naunyn-Schmiedebergs Arch. exp. Path. Pharmak. **226**, 551—557 (1955).

FRIEDHOFF, A. J., L. HEKIMIAN, M. ALPERT, and E. TOBACH: Dihydroxyphenylalanine in extrapyramidal disease. J. Amer. med. Ass. **184**, 285—286 (1963).

FRIEND, O. G., M. S. ZILELI, J. T. HAMLIN, and F. J. REUTER: cit. nach PLETSCHER, A., K. F. GEY and P. ZELLER.

FUNDERBURK, W. H., K. F. FINGER, A. B. DRAKONTIDES, and J. A. SCHNEIDER: EEG and biochemical findings with MAO inhibitors. Ann. N. Y. Acad. Sci. **96**, 289—301 (1962).

GADDUM, J. H.: Serotonin-LSD interactions. Ann. N. Y. Acad. Sci. **66**, 643—647 (1957).

—, and K. A. HAMEED: Drugs which antagonize 5-hydroxytryptamine. Brit. J. Pharmacol. **9**, 240—248 (1954).

— W. A. KRIVOY, and S. G. LAVERTY: The action of reserpine on the excretion of adrenaline and noradrenaline. J. Neurochem. **2**, 249—253 (1958).

GAFFNEY, T. E., D. H. MORROW, and C. A. CHIDSEY: The role of myocardial catecholamines in the response to tyramine. J. Pharmacol. **137**, 301—305 (1962).

GANGLOFF, H., und M. MONNIER: Topische Bestimmung des zerebralen Angriffs von Reserpin (Serpasil). Experientia **11**, 404—407 (1955).

— — Topic action of reserpine, serotonin and chlorpromazine on the unanesthetized rabbits brain. Helv. physiol. Acta **15**, 83—104 (1957).

GATTI, C. L.: Azione dei farmaci tranquillanti sui vari tipi di comportamento del ratto condizionato. In GARATTINI, S., and V. GHETTI: Psychotropic drugs, S. 125—135. Amsterdam: Elsevier 1957.

GAUNT, R., A. A. RENZI, N. ANTOUCHAK, G. J. MILLER, and M. GILMAN: Endocrine aspects of the pharmacology of reserpine. Ann. N. Y. Acad. Sci. **59**, 22—35 (1954).

— J. J. CHART, and A. A. RENZI: Endocrine pharmacology. Science **133**, 613—621 (1961).

GERSTENBRAND, F., und K. PATEISKY: Über die Wirkung von L-DOPA auf die motorischen Störungen beim Parkinson-Syndrom. Wien. Z. Nervenheilk. **20**, 90—100 (1962).

— — und P. PROSENZ: Erfahrungen mit L-DOPA in der Therapie des Parkinsonismus. Psychiat. Neurol. **146**, 246—261 (1963).

GERTNER, S. B.: The effects of monoamine oxidase inhibitors on ganglionic transmission. J. Pharmacol. **131**, 223—230 (1961).

— M. K. PAASONEN, and N. J. GIARMAN: Presence of 5-hydroxytryptamine (serotonin) in perfusate from sympathetic ganglia. Fed. Proc. **16**, 299 (1957).

GESSA, G. L., E. CUENCA, and E. COSTA: On the mechanism of hypotensive effects of MAO inhibitors. Ann. N. Y. Acad. Sci. **107**, 935—941 (1963).

GEY, K. F. und A. PLETSCHER: Vermehrung der Serum-Milchsäure durch Monoamin-oxidase-Hemmer. Helv. physiol. pharmacol. Acta **18**, C 70—C 73 (1960).

— — Einfluß von Chlorpromazin und Chlorprothixen auf den Monoamin-Stoffwechsel des Rattenhirns. Helv. physiol. Acta **19**, C 22—C 24 (1961 a).

GEY, K. F., and A. PLETSCHER: Influence of chlorpromazine and chlorprothixene on the cerebral metabolism of 5-hydroxytryptamine, norepinephrine and dopamine. J. Pharmacol. **133**, 18—24 (1961 b).

— — Activity of monoamine oxidase in relation to the 5-hydroxytryptamine and norepinephrine content of the rat brain. J. Neurochem. **6**, 239—243 (1961 c).

— — Interference of chlorpromazine with the metabolism of aromatic amino-acids in rat brain. Nature **194**, 387—389 (1962 a).

— — Effect of α-alkylated tryptamine derivatives on 5-hydroxytryptamine metabolism in vivo. Brit. J. Pharmacol. **19**, 161—167 (1962 b).

— — Effects of chlorpromazine on the metabolism of dl-2-C^{14}-dopa in the rat. J. Pharmacol. **145**, 337—343 (1964).

— W. P. BURKARD, and A. PLETSCHER: Influence of chlorpromazine on decarboxylases of aromatic amino acids. Biochem. Pharmacol. **8**, 383—387 (1961).

— A. PLETSCHER, and W. BURKARD: Effect of inhibitiors of monoamine oxidase on various enzymes and on the storage of monoamines. Ann. N. Y. Acad. Sci. **107**, 1147—1151 (1963).

GIARMAN, N. J., and S. SCHANBERG: The intracellular distribution of 5-hydroxytryptamine (HT; serotonin) in the rat's brain. Biochem. Pharmacol. **1**, 301—306 (1958).

GOLDBERG, L. I., and F. M. DA COSTA: Selective depression of sympathetic transmission by intravenous administration of iproniazid and harmine. Proc. Soc. exp. Biol. Med. **105**, 223—227 (1960).

GOLDBERG, N. D., and F. E. SHIDEMAN: Species differencies in the cardiac effects of a monoamine oxidase inhibitor. J. Pharmacol. **136**, 142—151 (1962).

GOLDMAN, D.: cit. nach DOMINO, E. F. (1962 b).

GOLDSTEIN, M., and J. M. MUSACCHIO: Effects of monoamine oxidase inhibition on biogenic amine metabolism. Ann. N. Y. Acad. Sci. **107**, 840—847 (1963).

— A. J. FRIEDHOFF, and G. SANDLER: The relative metabolic rates of norepinephrine-7-H^3 and epinephrine-1-C^{14}. Experientia **16**, 211 (1960).

GOODALL, Mc. C.: Studies on noradrenaline and adrenaline in mammalian heart. Acta physiol. scand. **24**, suppl. 85 (1951).

GOODMAN, J. R., W. H. FLORSHEIM, and C. E. TEMPEREAU: Reserpine and thyroid function. Proc. Soc. exp. Biol. Med. **90**, 196—198 (1955).

GEVIER, W. H., B. G. HOMES, and A. J. GIBBONS: The oxidative deamination of serotonin and other 3-(beta-aminoethyl)-indoles by monoamine oxidase and the effect of these compounds on the deamination of tyramine. Science **118**, 596—597 (1963).

GOWDEY, C. W., A. R. MCKAY, and D. TORNEY: Effects of levomepromazine and chlorpromazine on conditioning and other responses of the nervous system. Arch. int. Pharmacodyn. **123**, 352—361 (1959).

GRAHAM, R. C. B., F. C. LU, and M. C. ALLMARK: Combined effect of tranquilizing drugs and alcohol on rats. Fed. Proc. **16**, 302 (1957).

GREEN, H., and R. W. ERICKSON: Effect of trans-2-phenyl-cyclopropylamine upon norepinephrine concentration and monoamine oxidase activity of rat brain. J. Pharmacol. **129**, 237—242 (1960).

—, and J. L. SAWYER: Intracellular distribution of norepinephrine in rat brain. Effect of reserpine and the monoamine oxidase inhibitors, trans-2-phenyl -cyclopropylamine and 1-isonicotinyl-2-isopropyl hydrazine. J. Pharmacol. **129**, 243—249 (1960).

GREIG, M. E., R. A. WALK, and A. J. GIBBONS: The effect of three tryptamine derivatives on serotonin metabolism in vitro and in vivo. J. Pharmacol. **127**, 110—115 (1959).

GRENELL, R. G., J. MENDELSON, and W. D. McELROY: Effects of chlorpromazine on metabolism in central nervous system. Arch. Neurol. Psychiat. **73**, 347—351 (1955).

GRIESEMER, E. G., C. A. DRAGSTEDT, J. A. WELLS, and E. A. ZELLER: Adrenergic blockade by iproniazid. Experientia **11**, 182—183 (1955).

GROS, H., M. PETERFALVI, et R. JEQUIER: Exploration á toutes doses d'un dérivé non-sédative de la réserpine, le R-694, dans le traitement de l'hypertension arteri-elle. Algérie méd. **63**, 297—298 (1959).

GROSS, M., I. L. HITCHMAN, W. P. REEVES, J. LAWRENCE, and P. C. NEWELL: Discontinuation of treatment with ataractic drugs. In WORTIS, J.: Recent advances in biological psychiatry, vol. III., S. 44—67. New York: Grune and Stratton, Inc. 1961.

GRÜNTHAL, E., und H. WALTHER-BÜEL: Über Schädigung der Oliva inferior durch Chlorperphenazin (Trilafon). Psychiat. et Neurol. (Basel) **140**, 249—257 (1960).

GYLYS, J. A., P. M. R. MUCCIA, and M. K. TAYLOR: Pharmacological and toxicological properties of 2-methyl-3-piperidinopyrazine, a new antidepressant. Ann. N. Y. Acad. Sci. **107**, 899—912 (1963).

HAASE, H. J.: Psychiatrische Erfahrungen mit Megaphen (Largactil) und dem Rauwolfiaalkaloid Serpasil unter dem Gesichtspunkt des psychomotorischen Parkinsonsyndroms. Nervenarzt **26**, 507—510 (1955).

—, and P. A. J. JANSSEN: The action of neuroleptic drugs. Amsterdam: North Holland Publ. Co., 1965.

HAFKENSCHIEL, J. H., A. M. SELLERS, G. A. KING, and M. W. THORNER: Preliminary observation of the effects of parenteral reserpine on cerebral blood flow, oxygen and glucose metabolism, and EEG of patients with essential hypertension. Ann. N. Y. Acad. Sci. **61**, 78—84 (1955).

HAGEN, P., and R. J. BARNETT: The storage of amines in the chromaffin cell. In VANE, J. R., G. E. W. WOLSTENHOLME and M. O'CONNOR: Adrenergic mechanisms, S. 83—99. London: J. A. Churchill, Ltd. 1960.

HALEY, T. J., A. M. FLESHER, and K. RAYMOND: Pharmacological comparison of chlorpromazine and Mellaril, 3-methyl-mercapto-10-[2-(N-Methyl-2-piperdyl)-ethyl]-phenothiazine hydrochloride. Arch. int. Pharmacodyn. **124**, 455—460 (1960).

HAMEL, E. G. jr., and W. W. KAELBER: Reserpine action on the central nervous system of the cat. Amer. J. Physiol. **200**, 195—200 (1961).

HARDISTY, R. M., G. I. C. INGRAM, and R. S. STACEY: Reserpine and human platelet 5-hydroxytryptamine. Experientia **12**, 424—425 (1956).

HARRER, G.: Zur Inkompatibilität zwischen Monoaminoxydase-Hemmern und Imipramin. Wien. med. Wschr. **111**, 551—553 (1961).

HARWOOD, C. T., and J. W. MASON: Acute effects of tranquilizing drugs on the anterior pituitary-ACTH mechanism. Endocrinology **60**, 239—246 (1957).

HASSLER, R.: Extrapyramidal-motorische Syndrome und Erkrankungen. In Hb. Inn. Med. V/3, S. 676—904. Berlin-Göttingen-Heidelberg: Springer 1953.

HAVERBACK, B. J., and D. F. BOGDANSKI: Gastric mucosal erosion in the rat following administration of the serotonin precursor, 5-hydroxytryptophan. Proc. Soc. exp. Biol. Med. **95**, 392—393 (1957).

—, and S. K. WIRTSCHAFTER: The gastrointestinal tract and naturally occurring pharmacologically active amines. In GARATTINI, S., and P. A. SHORE: Advances in Pharmacology, vol. 1, S. 309—347. New York and London: Academic Press 1962.

HÄFLIGER, F., and V. BURCKHARDT: Iminodibenzyl and related compounds. In GORDON, M.: Psychopharmacological Agents, vol. I, S. 35—101. New York—London: Acad. Press 1964.

118   Literaturverzeichnis

HEIMANN, H., und P. N. WITT: Die Wirkung einer einmaligen Largactilgabe bei Gesunden. Mschr. Psychiat. Neurol. **129**, 104—128 (1955).

HEISE, G. A., and E. BOFF: Behavioral determination of time and dose parameters of monoamine oxidase inhibitors. J. Pharmacol. **129**, 155—162 (1960).

HELPER, E. W., M. J. CARVER, H. P. JACOBI, and J. A. SMITH: The effect of tranquilizing agents and related compounds on the succinoxidase systems. Arch. Biochem. Biophys. **76**, 354—361 (1958).

HENATSCH, H. D., und D. H. INGVAR: Chlorpromazin und Spastizität: Eine elektrophysiologische Untersuchung. Arch. Psychiat. **195**, 77—93 (1956).

HERR, F., J. STEWART, and M. P. CHAREST: Tranquilizers and antidepressants: a pharmacological comparison. Arch. int. Pharmacodyn. **134**, 328 (1961).

HERTTING, G.: Über den Einfluß des Serotoninstoffwechsels auf die Metrazolkrampfschwelle bei Mäusen. Wien. klin. Wschr. **70**, 190—192 (1958).

—, and J. AXELROD: Fate of tritiated noradrenaline at the sympathetic nerve endings. Nature **192**, 172—173 (1961).

—, und O. HORNYKIEWICZ: Beeinflussung der durch Reserpin hervorgerufenen Nebennierenindenhypertrophie durch Cortison. Acta endocrinol. **26**, 204—208 (1957).

—, und E. STOKLASKA: Über den Einfluß nervöser Faktoren auf das Dextraödem der Rattenpfote und auf die ödemhemmende Wirkung von Chlorpromazin. Naunyn-Schmiedebergs Arch. exp. Path. Pharmak. **237**, 423—429 (1959).

— J. AXELROD, and L. G. WHITBY: Effect of drugs on the uptake and metabolism of H^3-norepinephrine. J. Pharmacol. **134**, 146—153 (1961).

— L. T. POTTER, and J. AXELROD: Effect of decentralization and ganglionic blocking agents on the spontaneous release of H^3-norepinephrine. J. Pharmacol. **136**, 289—292 (1962).

HESS, S. M., B. G. REDFIELD, and S. UDENFRIEND: The effect of monoamine oxidase inhibitors and tryptophane on the tryptamine content of aminal tissues and urine. J. Pharmacol. **127**, 178—181 (1959).

HIEBEL, G., M. BONVALLET, et P. DELL: Action de la chlorpromazine („largactil"), 4560 RP) an niveau du système nerveux central. Sem. Hôp. Paris **30**, 2346—2354 (1954).

HILLARP, N.-Å.: Effect of reserpine on the adrenal medulla of sheep. Acta physiol. scand. **49**, 376—382 (1960 a).

— Different pools of catecholamines stored in the adrenal medulla. Acta physiol. scand. **50**, 8—22 (1960 b).

— S. LAGERSTEDT, and B. NILSON: The isolation of a granular fraction from the suprarenal medulla, containing the sympathomimetic catechol amines. Acta physiol. scand. **29**, 251—263 (1953).

HIMWICH, H. E.: Experiments with alphamethyltryptamine. J. Neuropsychiat. **2**, suppl., 136—140 (1961).

—, and F. RINALDI: Analysis of the action of benzotropine methanesulfonate against parkinsonism. In: Tranquilizing drugs, Amer. Ass. for the Advancement of Science. Publ. Nr. 46, S. 47—57 (1957).

— —, and D. WILLIS: An examination of phenothiazine derivatives with comparisons of their effects on the alerting reaction, chemical structure and therapeutic efficacy. J. nerv. ment. Dis. **124**, 53—57 (1956).

HIRSCHMANN, J., und K. MAYER: Zur Beeinflussung der Akinese und anderer extrapyramidalmotorischer Störungen mit L-DOPA (L-Dihydroxyphenylalanin). Dtsch. med. Wschr. **89**, 1877—1880 (1964).

HOLLISTER, L. E.: Complications from use of tranquilizing drugs. New Engl. J. Med. **257**, 170—177 (1957).

HOLLISTER, L. E.: Complications from psychotherapeutic drugs—1964. Clin. Pharmacol. Ther. **5**, 322—333 (1964).

HOLTZ, P., H. BALZER, und E. WESTERMANN: Beeinflussung der Reserpinwirkung auf das Nebennierenmark durch Hemmung der Mono-aminoxydase. Naunyn-Schmiedebergs Arch. exp. Path. Pharmak. **231**, 361—372 (1957 a).

— — — und E. WEZLER: Beeinflussung der Evipannarkose durch Reserpin, Iproniazid und biogene Amine. Naunyn-Schmiedebergs Arch. exp. Path. Pharmakol. **231**, 333—348 (1957 b).

— W. OSSWALD und K. STOCK: Über die Beeinflussung der Wirkungen sympathikomimetischer Amine durch Cocain und Reserpin. Naunyn-Schmiedebergs Arch. exp. Path. Pharmak. **239**, 14—28 (1960).

HOLZBAUER, M., and M. VOGT: The action of chlorpromazine on diencephalic sympathetic activity and on the release of adrenocorticotrophic hormone. Brit. J. Pharmacol. **9**, 402—407 (1954).

— — Depression by reserpine of the noradrenaline concentration in the hypothalamus of the cat. J. Neurochem. **1**, 8—11 (1956).

HOLZER, G., und O. HORNYKIEWICZ: Über den Dopamin-(Hydroxytyramin-)Stoffwechsel im Gehirn der Ratte. Naunyn-Schmiedebergs Arch. exp. Path. Pharmak. **237**, 27—33 (1959).

HOOPER, J. H. jr., V. C. WELCH, and R. T. SHACKELFORD: Abnormal lactation associated with tranquilizing drug therapy. J. Amer. med. Ass. **178**, 506—507 (1961).

HORITA, A.: A vasopressor response to reserpine in the cocainized dog. J. Pharmacol. **122**, 474—479 (1958).

—, and C. CHINN: An analysis of the interaction of reversible and irreversible monoamine oxidase inhibitors. Biochem. Pharmacol. **13**, 371—378 (1964).

—, and W. R. McGRATH: The interaction between reversible and irreversible monoamine oxidase inhibitors. Biochem. Pharmacol. **3**, 206—211 (1960).

HORNYKIEWICZ, O.: Die tropische Lokalisation und das Verhalten von Noradrenalin und Dopamin (3-Hydroxytyramin) in der Substantia nigra des normalen und Parkinson-kranken Menschen. Wien. klin. Wschr. **75**, 309—312 (1963).

— Zur Existenz „dopaminerger" Neurone im Gehirn. Naunyn-Schmiedebergs Arch. exp. Path. Pharmak. **247**, 304—305 (1964 a).

— Zur Frage des Verlaufs dopaminerger Neurone im Gehirn des Menschen. Wien. klin. Wschr. **76**, 834—835 (1964 b).

— The role of brain dopamine (3-hydroxytyramine) in parkinsonism. In: Biochemical and Neurophysiological Correlation of Centrally Acting Drugs. S. 57—68. Oxford—London—Edinburgh—New York—Paris—Frankfurt: Pergamon Press 1964 c.

— Neuere Aspekte der biochemischen Pharmakologie des Parkinson-Syndroms. Wien. Z. Nervenheilk. **23**, 103—109 (1966 a).

— Dopamine (3-hydroxytyramine) and brain function. Pharmacol. Rev. (1966 b). Im Druck.

—, H. EHRINGER und K. LECHNER: Beeinflussung der Iproniazidwirkung auf die Katecholamine und das 5-Hydroxytryptamin des Rattenhirnes durch Chlorpromazin. Naunyn-Schmiedebergs Arch. exp. Path. Pharmak. **241**, 198—199 (1961).

HORWITZ, D., L. I. GOLDBERG, and A. SJOERDSMA: Possible hemodynamic basis for beneficial effects of a monoamine oxidase inhibitor in angina pectoris. Circulation **24**, 959—960 (1961).

HUDSON, R. D., and E. F. DOMINO: Evidence for a brainstem action of chlorpromazine on some motor reflexes. Fed. Proc. **20**, 307 (1961).

Huebner, C. F., and E. Wenkert: Rauwolfia alkaloids XXII. Further observations of the stereochemistry of reserpine. J. Amer. Chem. Soc. 77, 4180 (1955).
— H. B. McPhillamy, E. Schlittler, and A. F. St. André: Rauwolfia alkaloids. XXI. The stereochemistry of reserpine and deserpidine. Experientia 11, 303—304 (1955).
Hughes, F. B., and B. B. Brodie: The mechanism of serotonin and catecholamine uptake by platelets. J. Pharmacol. 127, 96—102 (1959).
Huidobro, F.: Some pharmacological properties of chloro-3(dimethylamine-3′-propyl)10-phenothiazine or 4.560 R. P. Arch. int. Pharmacodyn. 98, 308—319 (1954).
Huković, S., und E. Muscholl: Die Noradrenalinabgabe aus dem isolierten Kaninchenherzen bei sympathischer Nervenreizung und ihre pharmakologische Beeinflussung. Naunyn-Schmiedebergs Arch. exp. Path. Pharmak. 244, 81—96 (1962).
Hunter, R., C. J. Earl, and S. Thornicroft: An apparently irreversible syndrome of abnormal movements following phenothiazine medication. Proc. roy. Soc. Med. 57, 758—762 (1964).
Iggo, A., and M. Vogt: Preganglionic sympathetic activity in normal and in reserpine-treated cats. J. Physiol. 150, 114—133 (1960).
Innes, I. R., O. Krayer, and D. R. Wand: The action of Rauwolfia alkaloids on the heart rate and on the functional refractory period of atrio-ventricular transmission in the heart-lung preparation of the dog. J. Pharmacol. 124, 324—332 (1958).
Inouye, A., and I. Tanaka: Effect of tyramine, reserpine and cocaine on the noradrenaline release and uptake of the perfused rabbit kidney. Acta physiol. scand. 62, 359—363 (1964).
Jacobsen, E.: The comparative pharmacology of some psychotropic drugs. Bull. Wld Hlth Org. 21, 411—493 (1959).
Jaramillo, G. A. V. de, and P. S. Guth: A study of the localization of phenothiazines in dog brain. Biochem. Pharmacol. 12, 525—532 (1963).
Jenney, E. H.: Changes in convulsant thresholds after Rauwolfia serpentina, Reserpine and Veriloid. Fed. Proc. 13, 370—371 (1954).
Jindal, M. N., and V. R. Deshpande: Neuromuscular blockade by some phenothiazine derivatives. Arch. int. Pharmacodyn. 132, 322—330 (1961).
Jourdan, F., P. Duchêne-Marullaz, et P. Boissier: Étude experimentale de l'action de   chlorpromazine sur le système nerveux végétatif. Arch. int. Pharmacodyn. 10 253—278 (1955).
Julon, L., O. Leau, R. Ducrot, J. Fournel, et M. C. Bardone: Propriétés pharmacodynamique général du (diméthylamino-3′méthyl-2′propyl-1′)-5 iminodibenzyle (7.162 R. P.) et de ses isoméres optiques, droit (10.633 R. P.) et gauche (10.645 R. P.). C. R. Soc. Biol. 155, 307—312 (1961).
Kakimoto, Y., and M. D. Armstrong: On the identification of octopamine in mammals. J. Biol. Chem. 237, 422—427 (1962).
Kalow, W.: Pharmacogenetics. Philadelphia—London: W. B. Saunders Comp. 1962.
Kärki, N. T., M. K. Paasonen, and P. A. Vanhakartano: The influence of pentolonium, isorauneline and yohimbine on the noradrenaline depleting action of reserpine. Acta pharmac. toxicol. 16, 13—19 (1959).
Khazan, N., F. G. Sulman, and H. Z. Winnik: Effect of reserpine on pituitary—gonadal axis. Proc. Soc. exp. Biol. Med. 105, 201—204 (1960).
Kielholz, P. (Hrsg.): Psychiatrische Pharmakotherapie in Klinik und Praxis. Bern und Stuttgart: Hans Huber 1965.

KIKUCHI, T.: Electroencephalographic studies on the action of reserpine in the rabbit and combined action of reserpine and methamphetamine. Folia pharmacol. jap. **57**, 173—192 (1961).

KILLAM, K. F.: Pharmacological influences upon evoked electrical activity in the brain. In GARATTINI, S., and V. GHETTI: Psychotropic drugs. S. 244—251. Amsterdam: Elsevier Publ. Co., 1957.

KILLAM, E. K.: Drug action on the brain-stem reticular formation. Pharmacol. Rev. **14**, 175—223 (1962).

—, and K. F. KILLAM: A comparison of the effects of reserpine and chlorpromazine to those of barbiturates on central afferent systems in the cat. J. Pharmacol. **116**, 35 (1956).

— — The influence of drugs on central afferent pathways. In FIELDS, W.: Brain mechanisms and drug action, S. 71—94. Springfield, Ill.: C. C. Thomas 1957.

— — Phenothiazine—pharmacologic studies. Ass. Res. nerv. Dis. Proc. **37**, 245—265 (1959).

— —, and T. SHAW: The effects of psychotherapeutic compounds on central afferent and limbic pathways. Ann. N. Y. Acad. Sci. **66**, 784—805 (1957).

KIM, K. S., and P. A. SHORE: Mechanism of action of reserpine and insulin on gastric amines and gastric acid secretion, and the effect of monoamine oxidase inhibition. J. Pharmacol. **141**, 321—325 (1963).

KIRPEKAR, S. M., and J. J. LEWIS: Some effects of reserpine and hydrallazine upon tissue respiration and the concentration of adenosine nucleotides in certain tissues. Brit. J. Pharmacol. **14**, 40—45 (1969).

— G. A. J. GOODLAD, and J. J. LEWIS: Reserpine depletion of adenosine triphosphate from the rat suprarenal medulla. Biochem. Pharmacol. **1**, 232—233 (1958).

KIRSHNER, N.: Pathway of noradrenaline formation from dopa. J. Biol. Chem. **226**, 821—825 (1957).

— Uptake of catecholamines by a particulate fraction of the adrenal medulla. Science **135**, 107—108 (1962 a).

— Uptake of catecholamines by a particulate fraction of the adrenal medulla. J. Biol. Chem. **237**, 2311—2317 (1962 b).

— M. ROBIE, and D. L. KAMIN: Inhibition of dopamine uptake in vitro by reserpine administered in vivo. J. Pharmacol. **141**, 285—289 (1963).

KITAY, J. L., D. A. HOLUB, and J. W. JAILER: "Inhibition" of pituitary ACTH release after administration of reserpine or epinephrine. Endocrinology **65**, 548—554 (1959).

KOBINGER, W.: Differentiation between the sedative actions of 5-hydroxytryptamine and reserpine in mice by means of two stimulating substances. Acta pharmacol. toxicol. **14**, 138—147 (1958 a).

— Reversibility of a facilitatory action of reserpine on the central nervous system by methylamphetamine. Experientia **14**, 337—338 (1958 b).

KONZETT, H.: Förderung von Schlaf und Narkose durch Farbstoffe. Naunyn-Schmiedebergs Arch. exp. Path. Pharmak. **188**, 349—359 (1938).

KOPERA, J., and A. K. ARMITAGE: Comparison of some pharmacological properties of chlorpromazine, promethazine, and pethidine. Brit. J Pharmacol. **9**, 392—401 (1954).

KOPIN, I. J.: Storage and metabolism of catecholamines: The role of monoamine oxidase. Pharmacol. Rev. **16**, 179—191 (1964).

—, and J. AXELROD: The metabolic fate of epinephrine in the rat. Fed. Proc. **19**, 295 (1960).

KOPIN, I. J., and E. K. GORDON: Metabolism of norepinephrine-H³ released by tyramine and reserpine. J. Pharmacol. **138**, 351—359 (1962).
— — Metabolism of administered and drug-released norepinephrine-7-H³ in the rat. J. Pharmacol. **140**, 207—216 (1963).
— G. HERTTING, and E. K. GORDON; Fate of norepinephrine-H³ in the isolated perfused rat heart. J. Pharmacol. **138**, 34—40 (1962).
— J. E. FISCHER, J. MUSACCHIO, and W. D. HORST: Evidence for a false neurochemical transmitter as a mechanism for the hypotensive effect of monoamine oxidase inhibitors. Proc. nat. Acad. Sci. (Wash.) **52**, 716—721 (1964).
KORNETSKY, C.: Alterations in psychomotor funcitons and individual differences in responses produced by psychoactive drugs. In UHR L., and J. G. MILLER: Drugs and behavior, S. 297—312. New York: John Wiley a. Sons., Inc. 1960.
—, and O. HUMPHRIES: Psychological effects of centrally acting drugs in man. Effects of chlorpromazine and secobarbital on visual and motor behaviour. J. ment. Sci. **104**, 1093—1099 (1958).
KOUZMANOFF, S. P., D. K. ECKFELD, R. TISLOW, and J. SEIFTER: Meprobamate and phenothiazine antagonism to some morphine—induced phenomena in the mouse. J. Pharmacol. **22**, 40 A (1958).
KRAYER, O., and J. FUENTES: Changes of heart rate caused by direct cardiac action of reserpine. J. Pharmacol. **123**, 145—152 (1958).
KRIVOY, W. A.: Actions of chlorpromazine and of reserpine on spinal reflex activity in the cat. Proc. Soc. exp. Biol. Med. **96**, 18—20 (1957).
KRONEBERG, G., und H. J. SCHÜMANN: Die Wirkung des Reserpins auf den Hormongehalt des Nebennierenmarks. Naunyn-Schmiedebergs Arch. exp. Path. Pharmak. **231**, 349—360 (1957).
— — Adrenalinsekretion und Adrenalinverarmung der Kaninchennebennieren nach Reserpin. Naunyn-Schmiedebergs Arch. exp. Path. Pharmakol. **234**, 133—146 (1958).
KUNTZMAN, R., S. UDENFRIEND, E. G. TOMICH, B. B. BRODIE, and P. A. SHORE: Biochemical effects of reserpine on serotonin binding sites. Fed. Proc. **15**, 450 (1956).
KUSCHINSKY, G., R. LINDMAR, H. LÜLLMANN und E. MUSCHOLL: Der Einfluß von Reserpin auf die Wirkung der „Neurosympathikomimetica“. Naunyn-Schmiedebergs Arch. exp. Path. Pharmak. **240**, 242—252 (1960).
KUSCHKE, H. J., und H. v. DITRURTH: Die Ausscheidung von Noradrenalin und Adrenalin unter hochdosierter Reserpinbehandlung. Klin. Wschr. **36**, 773—774 (1958).
—, und J. FRANTZ: Über eine hyperglykämische Wirkung von Reserpin. Naunyn-Schmiedebergs Arch. exp. Path. Pharmakol. **224**, 269—274 (1955).
LABORIT, H., et P. HUGUENARD: L'hibernation artificielle par moyens pharmacodynamiques et physices. Presse méd. **59**, 1329 (1951).
— — Technique actuelle de l'hibernation artificielle. Presse méd. **60**, 1455—1456 (1952).
LABROSSE, E. H., and G. HERTTING: Biliary excretion of DL-epinephrine metabolites. Fed. Proc. **19**, 297 (1960).
LAROCHE, M. J., and B. B. BRODIE: Lack of relationship between inhibition of monoamine oxidase and potentiation of hexobarbital hypnosis. J. Pharmacol. **130**, 134—137 (1960).
LASAGNA, L., and W. P. MACCANN: Aggregation, amphetamine and "tranquillizers". Fed. Proc. **16**, 315 (1957).
LEE, W. C., Y. H. SHIN, and F. E. SHIDEMAN: Cardiac activities of several monoamine oxidase inhibitors. J. Pharmacol. **133**, 180—185 (1961).

LEHMANN, H. E., and T. A. BAN (ed.): The Butyrophenones in psychiatry. First North American Symposium on the Butyrophenones. Quebec Psychopharmacological Research Association, 1964.

LEHMANN, H. E., and J. CSANK: Differential screening of phrenotropic agents in man: Psychophysiologic test data. J. clin. exp. Psychopath. 18, 222—235 (1957).

LEMBECK, F.: 5-Hydroxytryptamine in a carcinoid tumor. Nature 172, 910—911 (1953).

LE ROY, J. G., and A. F. DE SCHAEPDRYVER: Catecholamine levels of brain and heart in mice after irponiazid, syrosingopine and 10-methoxydeserpidine. Arch. int. Pharmacodyn. 130, 231—234 (1961).

LESLIE, G. B., and D. R. MAXWELL: Some pharmacological properties of thioproperazine and their modification by anti-parkinsonian drugs. Brit. J. Pharmacol. 22, 301—317 (1964).

LEWIS, J. J.: Rauwolfia derivatives. In ROOT, W. S., and F. G. HOFMANN: Physiological pharmacology, vol. I, part A, S. 479—536. New York—London: Academic Press 1963.

LINDMAR, R., und E. MUSCHOLL: Die Wirkung von Cocain, Guanethidin, Reserpin, Hexamethonium, Tetracain und Psicain auf die Noradrenalin-Freisetzung aus dem Herzen. Naunyn-Schmiedebergs Arch. exp. Path. Pharmak. 242, 214—227 (1961).

— — Die Wirkung von Pharmaka auf die Elimination von Noradrenalin aus der Perfusionsflüssigkeit und die Noradrenalinaufnahme in das isolierte Herz. Naunyn-Schmiedebergs Arch. exp. Path. Pharmak. 247, 469—492 (1964).

LISOVSKAYA, N. P., and N. B. LIVANOVA: cit. nach J. J. LEWIS.

LOEW, D.: Untersuchungen über die aminpotenzierenden Wirkungen von antidepressiv wirkenden Stoffen am Kaninchen. Med. exp. 11, 333—351 (1964).

LOEWE, S.: Influence of chlorpromazine, reserpine, dibenzyline and desoxycorticosterone upon morphine-induced feline mania. Arch. int. Pharmacodyn. 108, 453—456 (1956).

LONGO, V. G.: Action de la chlorpromazine, de la lévomepromazine et de la prochlorpérazine sur l'activité électrique cérébral et sur le comportement du lapin. Electroenceph. clin. Neurophysiol. 12, 693—704 (1960).

— G. P. VON BERGER, and D. BOVET: Action of nicotine and of the "Ganglioplégiques centraux" on the electrical activity of the rabbit brain. J. Pharmacol. 111, 349—359 (1954).

LOOMER, H. P., J. C. SAUNDERS, and N. S. KLINE: A clinical and pharmacodynamic evaluation if iproniazid as a psychic energizer. Psychiat. Res. Rep. Amer. psychiat. Ass. 8, 129 (1957).

LÖW, H.: On the participation of flavin in mitochondrial adenosine triphosphatase reactions. Biochem. biophys. Acta 32, 1—20 (1959).

MacLEAN, P. D., S. FLANIGAN, J. P. FLYNN, C. KIM, and J. R. STEVENS: Hippocampal function; tentative correlations of conditioning, EEG, drug and radio-autographic studies. Yale J. Biol. Med. 28, 380—395 (1955—56).

MAFOUZ, M., and E. A. EZZ: The effect of reserpine and chlorpromazine on the response of the rat to acute stress. J. Pharmacol. 123, 39—42 (1958).

MALING, H. M., B. HIGHMAN, and S. SPECTOR: Neurologic, neuropathologic, and neurochemical effects of prolonged administration of phenylisopropylhydrazine (JB 516), phenylisobutylhydrazine (JB 835) and other monoamine oxidase inhibitors. J. Pharmacol. 137, 334—343 (1962).

MALMFORS, R.: Studies on adrenergic nerves. Acta physiol. scand. 64, suppl. 248 (1965).

MALTHORA, C. L., and R. K. SIDHU: Anti-emetic activity of alkaloids of Rauwolfia serpentina. J. Pharmacol. 116, 123—129 (1956).

MARRAZZI, A. S.: The effects of certain drugs on cerebral synapses. Ann. N. Y. Acad. Sci. 66, 496—507 (1957).

MARTIN, W. R., E. W. J. DE MAAR, and K. R. UNNA: Chlorpromazine. I. The action of chlorpromazine and related phenothiazines on the EEG and its activation. J. Pharmacol. 122, 343—358 (1958).

— J. L. RIEHL, and K. R. UNNA: Chlorpromazin III. The effects of chlorpromazine and chlorpromazine sulfoxide on vascular responses to l-epinephrine and levarterenol. J. Pharmacol. 130, 37 (1960).

MATSUOKA, M. H. YOSHIDA and R. IMAIZUMI: Correlation between brain catecholamine and sedative action of reserpine. Nature 202, 198 (1964).

MATTHEWS, R. J., B. J. ROBERTS, and P. K. ADKINS: Neuropharmacological studies on dl-alphaethyltryptamine acetate. J. Neuropsychiat. 2, suppl., 151—158 (1961).

MATUSSEK, N., und U. PATSCHKE: Beziehungen des Schlaf- und Wachrhythmus zum Noradrenalin- und Serotoningehalt im Zentralnervensystem vom Hamstern. Med. exp. 11, 81—87 (1964).

MAXWELL, R. A., A. J. PLUMMER, S. D. ROSS, and M. W. OSBORNE: Effects of reserpine on urinary bladder tension. Proc. Soc. exp. Biol. Med. 92, 227—230 (1956).

— S. D. ROSS, A. J. PLUMMER, and E. N. SIGG: A peripheral action of reserpine. J. Pharmacol. 119, 69—77 (1957).

MAYER, S. W., F. H. KELLY, and M. E. MORTON: The direct antithyroid action of reserpine, chlorpromazine and other drugs. J. Pharmacol. 117, 197—201 (1956).

MAYNNERT, E. W.: Metabolic fate of drugs. Ann. Rev. Pharmacol. 1, 45—64 (1961).

McILWAIN, H., and O. GREENGARD: Excitants and depressants of the central nervous system, on isolated electrically-stimulated cerebral tissues. J. Neurochem. 1, 348—357 (1957).

McQUEEN, E. G.: cit. nach H. J. BEIN (1956).

McQUILLEN, M. P., M. GROSS, and R. J. JONES: Chlorpromazine-induced weakness in myasthenia gravis. Arch. Neurol. 8, 286—290 (1963).

MEIDINGER, F.: Action comparée des produits nos, 3.277 R. P., 4.560 R. P., 4.909 R. P. et du phénobarbital sur les convulsions provoquées par la strychnine, la picrotoxine, la cocaine, la caffeine et l'amphétamine. C. R. Soc. Biol. (Paris) 150, 1340—1343 (1956).

MEIER, R., C. BRÜNI, et J. TRIPOD: Différenciation pharmacodynamique de l'aprésoline, du serpasil et de la chlorpromazine lors de leur action sur la rétention hydrique du rat. Arch. int. Pharmacodyn. 104, 137—145 (1955).

MILINE, R., P. ŠTERN, E. ŠERSTNEV, et M. MUHIBIC: Effect de la réserpine et de la réserpine associée au luminal sur le complexe hypothalamohypophysaire. In GARATTINI, S., and V. GHETTI: Psychotropic drugs, S. 332—349. Amsterdam— London—New York—Princeton: Elsevier 1957.

MIRKIN, B. L.: Catecholamine depletion in the rat's denervated adrenal gland following chronic administration of reserpine. Nature 182, 113—114 (1958).

MITOMA, C., H. S. POSNER, D. F. BOGDANSKI, and S. UDENFRIEND: Biochemical and pharmacological studies on o-tyrosine and its meta and para analogues. A suggestion concerning phenylketonuria. J. Pharmacol. 120, 188—194 (1957).

MØLLER NIELSEN, I., and K. NEUHOLD: The comparative pharmacology and toxicity of the trans-isomer of 2-chloro-9-(3'-dimethylamino-propyledene)-thiaxanthene, HCL (Chlorprothixene) = N 714 trans anal chlorpromazine. Acta pharmac. toxicol. 15, 335—355 (1959).

MØLLER NIELSEN, I., W. HOUGS, N. LASSEN, T. HOLM, and P. V. PETERSEN: Central depressant activity of some thiaxanthene derivatives. Acta pharmacol. toxicol. 19, 87—100 (1962).

MONNIER, M., und P. KRUPP: Elektrophysiologische Analyse der Wirkungen verschiedener Neuroleptika (Chlorpromazin, Reserpin, Tofranil, Meprobamat). Schweiz. med. Wschr. 89, 430—433 (1959).

MONROE, R. R., R. G. HEATH, W. A. MICKLE, and W. MILLER: A comparison of cortical and subcortical brain waves in normal, barbiturate, reserpine and chlorpromazine sleep. Ann. N. Y. Acad. Sci. 61, 56—71 (1955).

MONTAGU, K. A.: Catechol compounds in rat tissues and in brains of different animals. Nature 180, 244—245 (1957).

MOON, R. C., and C. W. TURNER: A mode of action for thyroid inhibition by reserpine. Proc. Soc. exp. Biol. Med. 102, 134—136 (1959).

MOORE, J. I., and N. C. MORAN: Cardiac contractile force responses to ephedrine and other sympathomimetic amines in dogs after pretreatment with reserpine. J. Pharmacol. 136, 89—96 (1962).

MORAN, N. C., and W. M. BUTLER jr.: The pharmacological properties of chlorpromazine sulfoxide, a major metabolite of chlorpromazine. A comparison with chlorpromazine. J. Pharmacol. 118, 328—337 (1956).

—, and B. WESTERHOLM: The influence of reserpine on 5-hydroxytryptamine and histamine content of rat mast cells and of some rat tissues. Acta physiol. scand. 58, 20—29 (1963).

MOYER, J. H.: The pharmacology of chlorpromazine. J. clin. exp. Psychopath. 16, 179—190 (1955).

MUSCHOLL, E.: Die Wirkung von Harmalin auf die Konzentration von Noradrenalin und Adrenalin im Herzen. Experientia 15, 428—429 (1959).

— Die Hemmung der Noradrenalin-Aufnahme des Herzens durch Reserpin und die Wirkung von Tyramin. Naunyn-Schmiedebergs Arch. exp. Path. Pharmak. 240, 234—241 (1960).

— Akute Hypertonie nach Monoaminoxydase-Hemmstoffen und Genuß von Käse. Dtsch. med. Wschr. 90, 38—39 (1965).

—, and M. VOGT: The action of reserpine on sympathetic ganglia. J. Physiol. 136, 7 P (1957 a).

— — The concentration of adrenaline in the plasma of reserpinized rabbits. Brit. J. Pharmacol. 12, 532—535 (1957 b).

— — The action of reserpine on the peripheral sympathetic system. J. Physiol. 141, 132—155 (1958).

MÜLLER, J. M., E. SCHLITTLER und H. J. BEIN: Reserpin, der sedative Wirkstoff aus Rauwolfia serpentina Benth. Experientia 8, 338 (1952).

NAESS, K., and S. SCHANCHE: Effect of reserpine on 5-hydroxytryptamine (serotonin) in rabbit serum. Acta pharmacol. toxicol. 12, 406—410 (1956).

NAKAJIMA, T., Y. KAKIMOTO, and I. SANO: Formation of β-Phenylethylamin in mammalian tissue and its effect on motor activity in the mouse. J. Pharmacol. 143, 319—325 (1964).

NASH, C. W., E. COSTA, and B. B. BRODIE: Stereospecificity in the release of H³-NE from rat hearts by D- and L-isomers of NE. Pharmacologist 5, 258 (1963).

NASMYTH, P. A.: The effect of chlorpromazine on adrenocortical activity in stress. Brit. J. Pharmacol. 10, 336—339 (1955).

NORTON, S., and E. J. DE BEER: Effects of drugs on the behavioral patterns of cats. Ann. N. Y. Acad. Sci. 65, 249—257 (1956).

Oates, J. A., P. Z. Nierenberg, B. Jepson, A. Sjoerdsma, and S. Udenfriend: Conversion of phenylalanine to phenylethylamine in patients with phenylketonuria. Proc. Soc. exp. Biol. Med. 112, 1078—1081 (1963).

Olds, J.: Self-stimulation of the brain. Its use to study local effects of hunger, sex, and drugs. Science 127, 315—324 (1958).

—, and M. E. Olds: Positive reinforcement produced by stimulating hypothalamus with iproniazid and other compounds. Science 127, 1175—1176 (1958).

— K. F. Killam, and P. Bach-Y-Rita: Self-stimulation of the brain used as a screening method for tranquilizing drugs. Science 124, 265—266 (1956).

— —, and S. Eiduson: Effects of tranquilizers on self-stimulation of the brain. In Garattini, S., and V. Ghetti: Psychotropic drugs, S. 235—243. Amsterdam—London—New York—Princeton: Elsevier 1957.

Orlans, F. B. H., K. F. Finger, and B. B. Brodie: Pharmacological consequences of the selective release of peripheral norepinephrine by syrosingopine (SU 3118). J. Pharmacol. 128, 131—139 (1960).

Paasonen, M. K., and O. Krayer: The release of norepinephrine from the mamalian heart by reserpine. J. Pharmacol. 123, 153—160 (1958).

—, and M. Vogt: The effects of drugs on the amounts of substance P and 5-hydroxytryptamine in mammalian brain. J. Physiol. 131, 617—626 (1956).

Paoletti, R., and R. Vertua: Drugs affecting the sympathetic regulation of lipid transport. In Richter, D.: Comparative neurochemistry, S. 413—424. Oxford - London—New York—Paris: Pergamon Press 1964.

Paton, W. D. M.: Diskussionsbemerkung. In Vane, J. R., G. E. W. Wolstenholme, and M. O'Connor: Adrenergic mechanisms, S. 124—127. London: Churchill 1960.

Pepeu, G., M. Roberts, S. Schanberg, and N. J. Giarman: Differential action of iproniazid (marsilid) and beta-phenyl-iso-propylhydrazine (catron) on isolated atria. J. Pharmacol. 132, 131—138 (1961).

Philippu, A., und H. J. Schümann: Die Bedeutung der Ribonucleinsäure für die Brenzcatechinamin- und ATP-Speicherung in den chronaffinen Granula des Nebennierenmarks. Naunyn-Schmiedebergs Arch. exp. Path. Pharmak. 246, 7—8 (1963).

Piala, J. J., J. P. High, G. L. Hassert jr., J. C. Burke, and B. N. Craver: Pharmacological and acute toxicological comparisons of triflupromazine and chlorpromazine. J. Pharmacol. 127, 55—65 (1959).

Pisano, J. J., J. A. Oates jr., A. Karmen, A. Sjoerdsma, and S. Udenfriend: Identification of p-hydroxy-α-(methylaminomethyl) benzyl alcohol (synephrine) in human urine. J. Biol. Chem. 236, 898—901 (1961).

Pisciotta, A. V., and J. Kaldahl: Studies on agranulocytosis. IV. Effects of chlorpromazine on nucleic acid synthesis of bone marrow cells in vitro. Blood 20, 781—782 (1962).

Pletscher, A.: Beeinflussung des 5-Hydroxytryptaminstoffwechsels im Gehirn durch Isonikotinsäure-hydrazide. Experientia 12, 479—480 (1956 a).

— Wirkung von Isonikotinsäurehydraziden auf den 5-Hydroxytryptaminstoffwechsel in vivo. Helv. physiol. pharmacol. Acta 14, C 76—C 79 (1956 b).

— Wirkung von Isopropyl-isonicotinsäurehydrazid auf den Stoffwechsel von Catecholaminen und 5-Hydroxytryptamin im Gehirn. Schweiz. med. Wschr. 87, 1532 (1957 a).

— Alteration of some biochemical and pharmacological effects of reserpine by iproniazid. In Garattini, S., and V. Ghetti: Psychotropic drugs, S. 468—469. Amsterdam—London—New York—Princeton: Elsevier Publ. Comp. 1957 b.

PLETSCHER, A.: Einfluß von Isopropyl-isonicotinsäurehydrazid auf den Katecholamingehalt des Myocards. Experientia **14**, 73—74 (1958).

—, and A. BERNSTEIN: Increase of 5-hydroxytryptamine in blood platelets by isopropyl-isonicotinic acid hydrazide. Nature **181**, 1133 (1958).

—, and H. BESENDORF: Antagonism between harmaline and long-acting monoamine oxidase inhibitors concerning the effect on 5-hydroxytryptamine and norepinephrine metabolism in the brain. Experientia **15**, 25—29 (1959).

—, und K. F. GEY: Pharmacologische Beeinflussung des 5-Hydroxytryptamin-Stoffwechsels im Gehirn und Monoaminoxydasehemmung in vitro. Helv. physiol. Acta **17**, C 35—C 39 (1959).

— — Wirkung von Chlorpromazin auf pharmakologische Veränderungen des 5-Hydroxytryptamin- und Noradrenalin-Gehaltes im Gehirn. Med. exp. **2**, 259—265 (1960).

— P. A. SHORE, and B. B. BRODIE: Serotonin release as a possible mechanism of reserpine action. Science **122**, 374—375 (1955).

— — — Serotonin as a mediator of reserpine action in brain. J. Pharmacol. **116**, 84—89 (1956).

— H. BESENDORF und H. P. BÄCHTOLD: Benzo(a)chinolizine, eine neue Körperklasse mit Wirkung auf den 5-Hydroxytryptamin- und Noradrenalin-Stoffwechsel des Gehirns. Naunyn-Schmiedebergs Arch. exper. Path. Pharmakol. **232**, 499—506 (1958).

— — — und K. F. GEY: Über pharmakologische Beeinflussung des Zentralnervensystems durch kurzwirkende Monoaminoxydasehemmer aus der Gruppe der Harmala-Alkaloide. Helv. physiol. pharmacol. Acta **17**, 202—214 (1959 a).

— — und K. F. GEY: Depression of norepinephrine and 5-hydroxytryptamine in the brain by benzoquinolizine derivatives. Science **129**, 844 (1959 b).

— K. F. GEY und P. ZELLER: Monoaminoxydasehemmer. In JUCKER, E.: Fortschritte der Arzneimittelforschung, vol. II., S. 417—590. Basel-Stuttgart: Birkhäuser 1960.

PLUMMER, A. J., A. EARL, J. A. SCHNEIDER, J. TRAPOLD, and W. BARRETT: Pharmacology of rauwolfia alkaloids, including reserpine. Ann. N. Y. Acad. Sci. **59**, 8—21 (1954).

— H. SHEPPARD, and A. R. SCHULERT: The metabolism of reserpine. In GARATTINI, S., and V. GHETTI: Psychotropic drugs, S. 350—362. Amsterdam—London—New York—Princeton: Elsevier 1957.

POIRIER, L. J., and T. L. SOURKES: Influence of the substantia nigra on the catecholamine content of the striatum. Brain **88**, 181—192 (1965).

PÖLDINGER, W., und P. SCHMIDLIN: Index psychopharmacorum. Bern—Stuttgart: H. Huber 1963.

POSNER, H. S.: Metabolism of the phenothiazine tranquilizers in humans. In Abstracts of papers, 136th Meeting, American Chemical Society, Atlantic City, N. J., Sep. 13—18 1959 Seite 81 c.

PRESTON, J. B.: Effects of chlorpromazine on the central nervous system of the cat: a possible neural basis for action. J. Pharmacol. **118**, 100—115 (1956).

PROCKOP, D. J., P. A. SHORE, and B. B. BRODIE: Anticonvulsant properties of momoamine oxidase inhibitors. Ann. N. Y. Acad. Sci. **80**, 643—650 (1959).

PRUSOFF, W. H.: The distribution of 5-hydroxytryptamin and adenosinetriphosphate in cytoplasmic particles of the dog's small intestine. Brit. J. Pharmacol. **15**, 520—524 (1960).

PSCHEIDT, G. R., W. G. STEINER, and H. E. HIMWICH: An electroencephalographic and chemical re-evaluation of the central action of reserpine in the rabbit. J. Pharmacol. **144**, 37—44 (1964).

QUASTEL, H. J.: Enzymatic mechanisms of the brain and the effects of some neurotropic agents. In BRÜCKE, F.: Biochemistry of the central nervous system. S. 90—114. London—New York—Paris—Los Angeles: Pergamon Press 1959.

QUINN, G. P., P. A. SHORE, and B. B. BRODIE: Biochemical and pharmacological studies of Ro 1-9569 (Tetrabenazine), a non-indole tranquilizing agent with reserpine-like effects. J. Pharmacol. **127**, 103—109 (1959).

RICHTER, D.: Biochemical mechanisms related to the site of action of psychotropic drugs. In ROTHLIN, E.: Neuropsychopharmacology, vol. **2**, 422—434. Amsterdam—London—New York—Princeton: Elsevier Publ. Comp. 1961.

RILEY, H., and A. SPINKS: Biological assessment of tranquillisers. J. Pharm. Pharmacol. **10**, 657—671 und 721—740 (1958).

RINALDI, F., and H. E. HIMWICH: Drugs affecting psychotic behavior and the function of the mesodiencephalic activating system. Dis. nerv. Syst. **16**, 133—142 (1955 a).

— — A comparison of effects of reserpine and some barbiturates on the electrical activity of cortical and subcortical structures of the brain of rabbits. Ann. N. Y. Acad. Sci. **61**, 27—35 (1955 b).

ROOS, B.-E., and G. STEG: The effect of L-3, 4-dihydroxyphenylalanine and DL-5-hydroxytryptophan on rigidity and tremor induced by reserpine, chlorpromazine and phenoxbenzamine. Life Sci. **3**, 351—360 (1964).

—, and B. WERDINIUS: Effect of reserpine on the level of 5-hydroxyindoleacetic acid in brain. Life Sci. **1**, 105—107 (1962).

ROSENGREN, E.: On the role of monoamine oxidase for the inactivation of dopamine in brain. Acta physiol. scand. **49**, 370—375 (1960).

ROSENKILDE, H., and W. M. GOVIER: A comparison of some phenothiazine derivatives in inhibiting apomorphine-induced emesis. J. Pharmacol. **120**, 375—378 (1957).

ROSSITER, R. J.: Lipid Metabolism. In RICHTER, D.: Metabolism of the nervous system, S. 355—379. London—New York—Paris—Los Angeles: Pergamon Press 1957.

ROTH, G.: Psychopharmakon. hoc. est: medicina animae (1548). Confin. psychiat. (Basel) **7**, 179—182 (1964).

ROTH, F. E., S. IRWIN, E. ECKHARDT, I. I. A. TABACHNICK, and W. M. GOVIER: Pherphenazine (Trilafon), a new potent tranquilizer and antiemetic: II. General pharmacology. Arch. int. Pharmacodyn. **118**, 375—383 (1959).

ROTHBALLER, A. B.: The effects of catecholamines on the central nervous system. Pharmacol. Rev. **11**, 494—547 (1959).

RUMMEL, W.: Vergleichende Untersuchung Serotonin-, Adrenalin- und Histaminantagonistischer Eigenschaften von Phenothiazinderivaten am terminalen Ileum des Meerschweinchens. Med. exp. **4**, 126—134 (1961).

RYALL, R. W.: Some actions of chlorpromazine. Brit. J. Pharmacol. **11**, 339—345 (1956).

SACRA, P., and J. D. MACCOLL: Effect of ataractics on some convulsant and depressant agents in mice. Arch. int. Pharmacodyn. **117**, 1—8 (1958).

SADOVE, M. S., M. J. LEVIN, R. ROSE, and L. SCHWARTZ: Chlorpromazine and narcotics in the management of pain of malignant disease. J. Amer. med. Ass. **155**, 626—628 (1954).

SAFFRAN, M., and M. VOGT: Depletion of pituitary corticotrophin by reserpine and by a nitrogen mustard. Brit. J. Pharmacol. **15**, 165—169 (1960).

SAILER, S., und Ch. STUMPF: Reserpinwirkung auf das Kaninchen-EEG. Arch. exp. Path. Pharmakol. **230**, 378—385 (1957).

SALZMAN, N. P., and B. B. BRODIE: Physiological disposition and fate of chlorpromazine and a method for its estimation in biological material. J. Pharmacol. **118**, 46—54 (1956).

SANAN, S., and M. VOGT: Effect of drugs on the noradrenaline content of brain and peripheral tissues and its significance. Brit. J. Pharmacol. **18**, 109—127 (1962).

SANDBERG, F.: A comparative quantitative study of the central depressant effect of seven clinically used phenothiazine derivatives. Arzneimittelforsch. **9**, 203—206 (1959).

SANO, I., T. GAMO, Y. KAKIMOTO, K. TANIGUCHI, M. TAKESADA, and K. NISHINUMA: Distribution of catechol compounds in human brain. Biochem. biophys. Acta **32**, 586—587 (1959).

SATANOVE, A.: Pigmentation due to phenothiazines in high and prolonged dosage. J. Amer. med. Ass. **191**, 263—268 (1965).

SCHALLEK, W., A. KUEHN, and D. K. SEPPELIN: Central depressant effects of methyprylon. J. Pharmacol. **118**, 139—147 (1956).

SCHANBERG, S., and N. J. GIARMAN: Drug-induced alterations in the subcellular distribution of 5-hydroxytryptamine. Biochem. Pharmacol. **11**, 187—194 (1962).

SCHAUMANN, W.: Beeinflussung der analgetischen Wirkung des Morphins durch Reserpin. Naunyn-Schmiedebergs Arch. exp. Path. Pharmak. **235**, 1—9 (1958).

SCHENKER, E., und H. HERBST: Phenothiazine und Azaphenothiazine als Heilmittel. In JUCKER, E.: Fortschritte der Arzneimittelforschung, vol. 5, S. 269—627. Basel und Stuttgart: Birkhäuser Verlag 1963.

SCHMID, E., L. ZICHA, F. SCHEIFFARTH und O. BÜTTNER: Untersuchungen über den Antagonismus von Antihistaminen und Serotonin. Arzneimittelforsch. **9**, 474—476 (1959).

SCHMITT, H., et P. GONNARD: Modifications par un inhibiteur de l'aminoxydase, l'iproniazide, des effects de quelques amines sympathicomimétiques sur la membrane nictitante du chat. Arch. int. Pharmacodyn. **108**, 74—83 (1956).

—, et H. SCHMITT: Action de la chlorpromazine sur les centres vasomoteurs. Arch. int. Pharmacodyn. **132**, 74—90 (1961).

SCHNEIDER, J. A.: Reserpine antagonism of morphine analgesia in mice. Proc. Soc. exp. Biol. Med. **87**, 614—615 (1954).

—, and A. E. EARL: Behavioral and electronencephalographic studies with Serpasil (reserpine) a new alkaloid from Rauwolfia serpentina B. Fed. Proc. **13**, 130 (1954).

— A. J. PLUMMER, A. E. EARL, and R. GAUNT: Neuropharmacological aspects of reserpine. Ann. N. Y. Acad. Sci. **61**, 17—26 (1955 a).

—, and R. K. RINEHART: Circulatory interactions of serotonin and reserpine (serpasil) in dogs. Arch. int. Pharmacodyn. **105**, 253—268 (1956).

SCHNEIDMAN, E. S., N. L. FARBEROW, and C. V. LEONARD: cit. nach L. HOLLISTER (1964).

SCHÜMANN, H. J.: Über den Noradrenalin- und ATP-Gehalt sympathischer Nerven. Naunyn-Schmiedebergs Arch. exp. Path. Pharmakol. **233**, 296—300 (1958 a).

— Die Wirkung von Insulin und Reserpin auf den Adrenalin- und ATP-Gehalt der chromaffinen Granula des Nebennierenmarks. Naunyn-Schmiedebergs Arch. exp. Path. Pharmakol. **233**, 237—249 (1958 b).

— Über den Hydroxytyramingehalt der Organe. Naunyn-Schmiedebergs Arch. exp. Path. Pharmak. **236**, 474—482 (1959).

—, und A. PHILIPPU: Untersuchungen zum Mechanismus der Freisetzung von Brenzcatechinaminen durch Tyramin. Naunyn-Schmiedebergs Arch. exp. Path. Pharmak. **241**, 273—280 (1961).

SCOTT, G. T., and L. K. NADING: Relative effectiveness of phenothiazine tranquilizing drugs causing release of MSH. Proc. Soc. exp. Biol. Med. 106, 88—90 (1961).

SEEMAN, P. M., and H. S. BIALY: The surface activity of tranquillizers. Biochem. Pharmacol. 12, 1181—1191 (1963).

SEIDEN, L. S., and A. CARLSSON: Temporary and partial antagonism by L-dopa of reserpine-induced suppression of a conditioned avoidance response. Psychopharmacologia 4, 418—423 (1963).

— — Brain and heart catecholamine levels after L-dopa administration in reserpine treated mice: Correlations with a conditioned avoidance response. Psychopharmacologia 5, 178—181 (1964).

—, and L. C. F. HANSON: Reversal of the reserpine-induced suppression of the conditioned avoidance response in the cat by L-dopa. Psychopharmacologia 6, 239—244 (1964).

SEITELBERGER, F., H. PETSCHE, H. BERNHEIMER und O. HORNYKIEWICZ: Verhalten des Dopamins (= 3-Hydroxytyramin) im Nucleus caudatus nach elektrischer Koagulation des Globus pallidus. Naturwissenschaften 5, 314—315 (1964).

SHAGASS, C.: Effect of intravenous chlorpromazine on the electroencephalogram. Electroenceph. clin. Neurophysiol. 7, 306 (1955).

SHEPPARD, H., R. A. LUCAS, and W. H. TSIEN: The metabolism of reserpine-C^{14}. Arch. int. Pharmacodyn. 103, 256—269 (1955).

SHIMIZU, A., Y. HISHIKAWA, K. MATSUMOTO, and Z. KANEKO: Electroencephalographic studies on the action of monoamine oxidase inhibitor. Psychopharmacologia 6, 368—387 (1964).

SHORE, P. A., A. PLETSCHER, E. G. TOMICH, R. KUNTZMAN, and B. B. BRODIE: Release of blood platelet serotonin by reserpine and lack of effect on bleeding time. J. Pharmacol. 117, 232—236 (1956 a).

— A. CARLSSON, and B. B. BRODIE: Mechanism of serotonin-release by reserpine. Fed. Proc. 15, 483 (1956 b).

— L. GILLESPIE, S. SPECTOR, and D. PROCKOP: Increase of blood serotonin levels induced by iproniazid in man and rabbits. Naturwissenschaften 45, 340—341 (1958).

SIGG, E. B.: Pharmacological studies with tofranil. Canad. psychiat. Ass. J. 4, 75—85 (1959).

— G. CARPIO, and J. A. SCHNEIDER: Synergism of amines and antagonism of reserpine to morphine analgesia. Proc. Soc. exp. Biol. Med. 97, 97—100 (1958).

SILVESTRINI, B., and G. MAFFII: Effects of chlorpromazine, promazine, diethazine, reserpine, hydroxyzine, and morphine upon some mono- and polysynaptic motor reflexes. J. Pharm. Pharmacol. 11, 224—233 (1959).

SJOERDSMA, A., W. LOVENBERG, J. A. OATES, J. R. CROUT, and S. UDENFRIEND: Alterations in the pattern of amine excretion in man produced by a monoamine oxidase inhibitor. Science 130, 225 (1959 a).

— J. A. OATES, P. ZALTZMAN, and S. UDENFRIEND: Identification and assay of urinary tryptamine; application as an index of monoamine oxidase inhibition in man. J. Pharmacol. 126, 217—222 (1959 b).

— —, and L. GILLESPIE: Quantitation of monoamine oxidase inhibition produced with various drugs in man. Proc. Soc. exp. Biol. Med. 103, 485—487 (1960).

SLATER, I. H., R. C. RATHBUN, F. G. HENDERSON, and N. NEUSS: Pharmacological properties of recanescine, a new sedative alkaloid from Rauwolfia canescens linn. Proc. Soc. exp. Biol. Med. 88, 293—295 (1955).

SMITH, C. B.: Enhancement by reserpine and α-methyl-dopa of the effects of d-amphetamine upon the locomotor activity of mice. J. Pharmacol. **142**, 343—350 (1963).

SPECTOR, S., R. KUNTZMAN, P. A. SHORE, and B. B. BRODIE: Evidence for release of brain amines by reserpine in presence of monoamine oxidase inhibitors: implication of monoamine oxidase in norepinephrine metabolism in brain. J. Pharmacol. **130**, 256—261 (1960 a).

— P. A. SHORE, and B. B. BRODIE: Biochemical and pharmacological effect of the monoamine oxidase inhibitors, iproniazid, 1-phenyl-2-hydrazinopropan (JB-516) and 1-phenyl-3-hydrazinobutane. (JB-835). J. Pharmacol. **128**, 15—21 fl1960 b).

— A. SJOERDSMA, and S. UDENFRIEND: Blockade of endogenous norepinephrine synthesis by α-methyltyrosine, an inhibitor of tyrosine hydroxylase. J. Pharmacol. **147**, 86—95 (1965).

SPIEGEL, E. A., and E. G. SZEKELY: Prolonged stimulation of the head of the caudate nucleus. Arch. Neurol. **4**, 67—77 (1961).

SPIRTES, M. A., and P. S. GUTH: An Effect of chlorpromazine on rat mitochondrial membranes. Nature **190**, 274—275 (1961).

— — Effects of chlorpromazine on biological membranes-I. Chlorpromazine-induced changes in liver. Biochem. Pharmacol. **12**, 37—46 (1963).

STAEHELIN, J. E., und P. KIELHOLZ: Largactil, ein neues vegetatives Dämpfungsmittel bei psychischen Störungen. Schweiz. med. Wschr. **83**, 581—586 (1953).

STARBUCK, W. C., and H. C. HEIM: Some in vitro effects of chlorpromazine, lysergic acid diethylamide and 5-hydroxytryptamine on the respiration of rat brain. J. Amer. pharm. Ass., Sci. Ed. **48**, 251—253 (1959).

STEG, G.: α-Rigidity in reserpinized rats. Experientia **20**, 79—80 (1964).

STJÄRNE, L.: Studies of catecholamine uptake, storage and release mechanisms. Acta physiol. scand. **62**, Suppl. 228 (1964).

—, and S. SCHAPIRO: Effects of reserpine on secretion from the adrenal medulla. Nature **182**, 1450 (1958).

STOCK, K., und E. WESTERMANN: Biogene Amine im Fettgewebe. Naunyn-Schmiedebergs Arch. exp. Path. Pharmak. **246**, 15—16 (1963).

STONE, G. C., B. M. BERNSTEIN, W. E. HAMBOURGER, and V. A. DRILL: Behavioral and pharmacological studies of thiopropazate, a potent tranquilizing agent. Arch. int. Pharmacodyn. **127**, 85—103 (1960).

STUMPF, Ch.: In: Handbuch der exper. Pharmakologie, Bd. 16: Erzeugung von Krankheitszuständen durch das Experiment. Teil 7: Zentralnervensystem. Pharmakologische Methoden. S. 1—105. Berlin—Göttingen—Heidelberg: Springer 1962.

SULMAN, F. G.: The mammotropic effect of ataractic drugs. Biochem. Pharmacol. **8**, 101—102 (1961).

SUZUKI, M., K. KAMIO, M. YASUDA, S. AKIYAMA, K. MITANI, T. OYAMA, K. SATO, and T. YAMASHITA: Effect of chlorpormazine on the function of the endocrine organs. Endocr. jap. **3**, 67—72 (1956).

SWINYARD, E. A., H. H. WOLF, G. B. FINK, and L. S. GOODMAN: Some neuropharmacological properties of thioridazine hydrochloride (Mellaril). J. Pharmacol. **126**, 312—317 (1959).

TAESCHLER, M., und A. CERLETTI: Zur Pharmakologie von Thioridazin, Melleril. Schweiz. med. Wschr. **88**, 1216—1220 (1958).

—, and A. CERLETTI: Differential analysis of the effects of phenothiazine-tranquilizers on emotional and motor behaviour in experimental animals. Nature **184**, 823 (1959).

TAESCHLER, M., and A. CERLETTI: Inhibition of emotional reactions by phenothiazine tranquillizers. Nature 190, 1014—1015 (1961).
— und D. LOEW: Zur Pharmakologie der in der Kinderpsychiatrie gebräuchlichen psychotropen Medikamente. Acta paedopsychiatrica 32, Suppl. I, 1965.
— A. FANCHAMPS und A. CERLETTI: Zur Bedeutung verschiedener pharmakologischer Eigenschaften der Phenothiazinderivate für ihre klinische Wirksamkeit. Psychiat. Neurol. (Basel) 139, 85—104 (1960).
TAKAORI, S., and G. A. DENEAU: cit. nach E. F. DOMINO (1962 a).
TAKEMOTO, Y., P. A. SHORE, E. G. TOMICH, R. KUNTZMAN, and B. B. BRODIE: Studies on the mechanism of reserpine-induced epinephrine release and hyperglycemia. J. Pharmacol. 119, 188 (1957).
TANGRI, K. K., and K. P. BHARGAVA: Localisation of the central site of hypotensive action of chlorpromazine. Arch. int. Pharmacodyn. 127, 274—284 (1960).
TEDESCHI, D. H.: cit. nach C. L. ZIRKLE and C. KAISER.
— J. P. BENIGNI, C. J. ELDER, J. C. YEAGER, and J. V. FLANIGAU: Effects of various phenothiazines on minimal electroshock seizure threshold and spontaneous motor activity of mice. J. Pharmacol. 123, 35—38 (1958).
— R. E. TEDESCHI, L. COOK, P. A. MATTIS, and E. J. FELLOWS: The neuropharmacology of trifluoperazine: A potent psychotherapeutic agent. Arch. int. Pharmacodyn. 122, 129—143 (1959 a).
— —, and E. J. FELLOWS: Effects of tryptamine on the central nervous system, including a pharmacological procedure for the evaluation of iproniazid-like drugs. J. Pharmacol. 126, 223—232 (1959 b).
— — — Activity of various pharmacological agents as in vivo inhibitors of monoamine oxidase. Fed. Proc. 19, 278 (1960).
TERZIAN, H.: Studio elettroencefalografico dell'azione centrale del Largactil (4560 RP). Rass. Neurol. veg. 9, 211—215 (1952).
— Étude de l'action du largactil (4560 RP) et du pendiomide sur l'activité électrique cérébrale du lapin. Rev. neurol. 91, 445—453 (1954).
THEOBALD, W., O. BÜCH, H. A. KUNZ, C. MORPURGO, G. WILHELMI und E. G. STENGER: Vergleichende pharmakologische Untersuchungen mit Tofranil®, Pertofran® und Insidon®. Arch. int. Pharmacodyn. 148, 560—596 (1964).
TISSOT, R., et M. MONNIER: Suppression de l'action de la reserpine sur le cerveau par ses antagonistes: Iproniazid et L.S.D. Helvet. physiol. Acta 16, 268—276 (1958).
TOKIZANE, T., M. KAWAKAMI, and E. GELLHORN: Pharmacological investigations on the antagonism between the activating and recruiting systems. Arch. int. Pharmacodyn. 113, 217—232 (1957).
TOMAN, J. E. P.: Some aspects of central nervous pharmacology. Ann. Rev. Pharmacol. 3, 153—184 (1963).
TRENDELENBURG, U.: Modification of the effect of tyramine by various agents and procedures. J. Pharmacol. 134, 8—17 (1961).
— Supersensivity and subsensitivity to sympathomimetic amines. Pharmacol. Rev. 15, 225—276 (1963).
—, and J. S. GRAVENSTEIN: Effect of reserpine pretreatment on stimulation of the accelerans nerve of the dog. Science 128, 901—902 (1958).
TRIPOD, J., H. I. BEIN und R. MEIER: Characterization of central effects of Serpasil (Reserpin, a new alkaloid of Rauwolfia serpentina B.) and of their antagonistic reactions. Arch. int. Pharmacodyn. 96, 406—425 (1954).
TUCHMANN-DUPLESSIS, H., et L. MERCIER-PAROT: Action de la réserpine sur l'appareil génital de la Ratte adulte. C. R. Acad. Sci. 242, 1233—1235 (1956).

Tui, C., E. Riley, and A. Orr: 17-Hydrocorticosteroid levels in the peripheral blood of psychotic patients under treatment with chlorpromazine and reserpine: A preliminary study. J. clin. exp. Psychopath. 17, 142—146 (1956).

Twarog, B. M., and I. H. Page: Serotonin content of some mammalian tissues and urine and a method of its determination. Amer. J. Physiol. 175, 157—161 (1953).

Udenfriend, S., H. Weissbach, and D. Bogdanski: Biochemical findings relating to the action of serotonin. Ann. N. Y. Acad. Sci. 66, 602—608 (1957).

— B. Witkop, B. G. Redfield, and D. F. Bogdanski: Studies with reversible inhibitors of monoamine oxidase: Harmaline and related compounds. Biochem. Pharmacol. 1, 160—165 (1958).

— C. R. Creveling, M. Ozaki, J. W. Daly, and B. Witkop: Inhibitors of norepinephrine metabolism in vivo. Arch. Biochem. 84, 249—251 (1959).

Uhrbrand, L., and A. Faurbye: Reversible and irreversible dyskinesia after treatment with perphenazine, chlorpromazine, reserpine and electroconvulsive therapy. Psychopharmacologia 1, 408—418 (1960).

Umbach, W., und D. Baumann: Die Wirksamkeit von L-DOPA bei Parkinson-Patienten mit und ohne stereotaktischen Eingriff. Arch. Psychiat. Nervenkr. 205, 281—292 (1964).

Unna, K. R., and W. R. Martin: The action of chlorpromazine on the electrical activity of the brain. In Garattini, S., and V. Ghetti: Psychotropic drugs, S. 272—282. Amsterdam: Elsevier Publ. Co. 1957.

van der Schoot, J. B., E. J. Ariëns, J. M. van Rossum, and J. A. T. M. Hurkmans: Phenylisopropylamine derivatives, structure and action. Arzneimittelforsch. 12, 902—907 (1962).

Vane, J. R.: The relative activities of some tryptamine analogues on the isolated rat stomach strip preparation. Brit. J. Pharmacol. 14, 87—98 (1959).

— H. O. J. Collier, S. J. Corne, E. Marley, and P. B. Bradley: Tryptamine receptors in the central nervous system. Nature 191, 1068—1069 (1961).

van Tamelen, E. E., and P. D. Hance: The stereochemical formulation of reserpine. J. Amer. chem. Soc. 77, 4692—4693 (1955).

van Zwieten, P. A., H. Bernheimer und O. Hornykiewicz: Zentrale Wirkung des Reserpins auf die Kreislaufreflexe des Carotissinus. Naunyn-Schmiedebergs Arch. exp. Path. Pharmak. 253, 310—326 (1966).

Vernier, V. G., and K. R. Unna: Effect of stimulant drugs on tremor in monkeys. J. Pharmacol. 110, 50 (1954).

Vogt, M.: The concentration of sympathin in different parts of the central nervous system under normal conditions and after the administration of drugs. J. Physiol. (Lond.) 123, 451—481 (1954).

— Distribution of adrenaline and noradrenaline in the central nervous system and its modification by drugs. In Richter, D.: Metabolism of the nervous system, S. 553—564. New York: Pergamon Press 1957.

— Catecholamines in brain. Pharmacol. Rev. 11, 483—489 (1959).

Waalkes, T. P., and H. Weissbach: In vivo release of histamine from rabbit blood by reserpine. Proc. Soc. exp. Biol. Med. 93, 394—396 (1956).

— — J. Bozicevich, and S. Udenfriend: Further studies on release of serotonin and histamine during anaphylaxis in the rabbit. Proc. Soc. exp. Biol. Med. 95, 479—482 (1957).

— H. Coburn, and L. L. Terry: The effect of reserpine on histamine and serotonine. J. Allergy 30, 408—414 (1959).

Wagensommer, J.: Therapeutisch unerwünschte Wirkungen der Thymoleptika. Fortschr. Neurol. Psychiat. 32, 497—512 (1964).

WALKENSTEIN, S. S., and J. SEIFERT: Fate, distribution and excretion of S^{35} promazine. J. Pharmacol. 125, 283—286 (1959).

WANG, S. C.: Perphenazine, a potent and effective antiemetic. J. Pharmacol. 123, 306—310 (1958).

WANG, H.-H., T. KANAI, S. MARKEE, and S. C. WANG: Effects of reserpine and chlorpromazine on the vasomotor center in the medulla oblongata of the dog. J. Pharmacol. 144, 186—195 (1964).

WARD, A. A. jr., W. S. McCULLOCH, and H. W. MAGOUN: Production of an alternating tremor at rest in monkeys. J. Neurophysiol. 11, 317—330 (1948).

WATT, D. S., and T. G. CROOKES: The effect of reserpine on perceptual performance in human subjects. In ROTHLIN, E.: Neuropsychopharmacology, vol. 2, 410—413. Amsterdam—London—New York—Princeton: Elsevier Publ. Comp. 1961.

WEIL-MALHERBE, H., and A. D. BONE: The effect of reserpine on the intracellular distribution of catecholamines in the brain stem of the rabbit. J. Neurochem. 4, 251—263 (1959).

— H. S. POSNER, and G. R. BOWLES: Changes in the concentration and intracellular distribution of brain catecholamines: The effects of reserpine, β-phenylisopropylhydrazine, pyrogallol, and 3,4-dihydroxyphenylalanine, alone and in combination. J. Pharmacol. 132, 278—286 (1961).

WEISKRANTZ, L., and W. A. WILSON: The effect of reserpine on emotional behavior on normal and brain operated monkeys. Ann. N. Y. Acad. Sci. 61, 36—55 (1955).

WEISSMAN, A., and K. F. FINGER: Effects of benzquinamide on avoidance behaviour and brain amine levels. Biochem. Pharmacol. 11, 871—880 (1962).

WERNER, G.: Zur Wirkung von Rauwolfia serpentina. Arzneimittelforsch. 4, 40—41 (1954).

— Clinical pharmacology of central stimulant and antidepressant drugs. Clin. Pharamacol. Therap. 3, 59—96 (1962).

WESTERMANN, E. O.: Stimulierung und Blockierung des Hypophysen-Nebennierenrinden-Systems durch Reserpin. Naunyn-Schmiedebergs Arch. exp. Path. Pharmakol. 241, 518—519 (1961).

— Cumulative effects of reserpine on the pituitary—adrenocortical and sympathetic nervous system. In Drugs and enzymes. Proc. 2nd Intern. Pharmacol. Meeting, Prague 1963. S. 381—392. Oxford—London—Edinburg—New York—Paris—Frankfurt: Pergamon Press 1965.

— R. P. MAICKEL, and B. B. BRODIE: Some biochemical effects of reserpine mediated by the pituitary. Fed. Proc. 19, 268 (1960).

WHITELAW, M. J.: Delay in ovulation and menstruation induced by chlorpromazine. J. clin. Endocrinol. 16, 972 (1956).

WHITTAKER, V. P.: cit. nach D. RICHTER.

WHITTEN, L. K., and D. B. FILMER: A photosensitized keratitis in young cattle following the use of phenothiazine as an antihelmintic, I. A clinical description with a note on its widespread occurrence in New Zealand. Aust. vet. J. 23, 336—340 (1947).

WILKINS, R. W.: Clinical usage of Rauwolfia alkaloids, including reserpine (Serpasil). Ann. N. Y. Acad. Sci. 59, 36—44 (1954).

WINSOR, T.: Control of conditioned responses of digital blood vessels. Clin. Res. Proc. 5, 66 (1957).

WIRTH, W.: Versuche zur kombinierten Wirkung von Megaphen mit stark wirksamen Analgeticis. Naunyn-Schmiedebergs Arch. exp. Path. Pharmak. 222, 75—76 (1954).

Wirth, W., R. Gösswald, V. Hörlein, Kl.-H. Risse und H. Kreiskott: Zur Pharmakologie acylierter Phenothiazin-Derivate. I. Mitteilung. Arch. int. Pharmacodyn. 115, 1—31 (1958).
— — und W. Vater: Zur Pharmakologie acylierter Phenothiazin-Derivate. II. Mitteilung. Arch. int. Pharmacodyn. 123, 78—144 (1959).
Withrington, P., and E. Zaimis: The reserpine-treated cat. Brit. J. Pharmacol. 17, 380—391 (1961).
Woodson, R. E. jr., H. W. Youngken, E. Schlittler, and J. A. Schneider: Rauwolfia, Botany, Pharmacognosy, Chemistry and Pharmacology. Boston und Toronto: Little, Brown 1957.
Woodward, R. B., F. E. Bader, H. Bickel, A. J. Frey, and R. W. Kirstead: The total synthesis of reserpine. Tetrahedron 2, 1—57 (1958).
Woolley, D. W., and P. M. Edelman: Displacement of serotonin from tissues by a specific antimetabolite. Science 127, 281—282 (1958).
—, and E. Shaw: A biochemical and pharmacological suggestion about certain mental disorders. Science 119, 587—588 (1954).
— — Evidence for the participation of serotonin in mental processes. Ann. N. Y. Acad. Sci. 66, 649—667 (1957).
Yagi, K., T. Nagatsu, and T. Ozawa: Inhibitory action of chlorpromazine on the oxidation of D-amino-acid in the diencephalon part of the brain. Nature 177, 891—892 (1956).
— T. Ozawa, M. Ando, and T. Nagatsu: The effect of flavin dinucleotide on the electroencephalogram modified by chlorpromazine. J. Neurochem. 5, 304—306 (1960).
Zbinden, G., and A. Studer: Histochemische Untersuchungen über den Einfluß von Iproniazid (Marsilid) auf die durch Reserpin erzeugte Freisetzung von Adrenalin und Noradrenalin aus dem Nebennierenmark. Experientia 14, 201—203 (1958).
— A. Pletscher und E. Studer: Regionäre Unterschiede der Reserpinwirkung auf enterochromaffine Zellen und 5-Hydroxytryptamin-Gehalt im Magendarmtrakt. Schweiz. med. Wschr. 87, 629—631 (1957 a).
— — — Hemmung der Reserpin-bedingten 5-Hydroxytryptamin-Freisetzung im enterochromaffinen System durch Isopropyl-Isonicotinsäurehydrazid. Klin. Wschr. 35, 565—567 (1957 b).
Zeller, E. A., and J. Barsky: In vivo inhibition of liver and brain monoamine oxidase by 1-isonicotinyl-2-isopropyl-hydrazine. Proc. Soc. exp. Biol. Med. 81, 459—461 (1952).
—, and J. R. Fouts: Enzymes as primary targets of drugs. Ann. Rev. Pharmacol. 3, 9—32 (1963).
— J. Barsky, and E. R. Berman: Amine oxidases. XI. Inhibition of monoamine oxidase by 1-isonicotinyl-2-isopropylhydrazine. J. Biol. Chem. 214, 267—274 (1955).
Zetler, G.: Pharmakologische Eigenschaften antidepressiv wirkender Pharmaka. Dtsch. med. Wschr. 85, 2276—2281 (1960).
—, und E. Moog: Die Bulbocapnin-Katatonie, ihre Synergisten und Antagonisten. Naunyn-Schmiedebergs Arch. exp. Path. Pharmak. 232, 442—458 (1958).
— K. Mahler und F. Daniel: Versuche zu einer pharmakologischen Differenzierung kataleptischer Wirkungen. Naunyn-Schmiedebergs Arch. exp. Path. Parmak. 238, 486—501 (1960).
Zettler, F.: Erfahrungen mit der potenzierten Narkose und dem künstlichen Winterschlaf. Münch. med. Wschr. 95, 1295—1296 (1953).

ZIPF, H. F., und R. ALSTAEDTER: Die hypnotische Wirkung von Luminal und Evipan in Kombinationen mit Megaphen und anderen Phenothiazin-Derivaten. Arzneimittelforsch. 4, 14—19 (1954).

ZIRKLE, C. L., and C. KAISER: Monoamine oxidase inhibitors (nonhydrazines). In GORDON, M.: Psychopharmacological agents, vol. I., S. 445—554. New York—London: Acad. Press 1964.

ZIRKLE, G. A., P. D. KING, O. B. MCATEE, and R. VAN DYKE: Effects of chlorpromazine and alcohol on coordination and judgment. J. Amer. med. Ass. 171, 1496—1499 (1959).

Herstellung: Konrad Triltsch, Graphischer Betrieb, Würzburg